ENTRETIENS

SUR LA

PHRÉNOLOGIE,

PAR LE

Docteur Gervais,

De Fresville.

ENTRETIENS

SUR LA

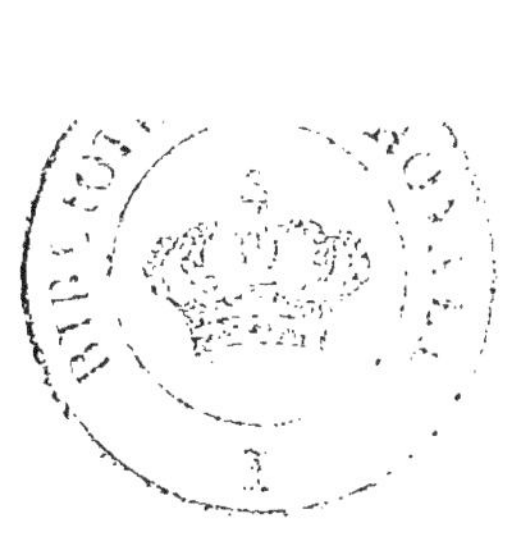

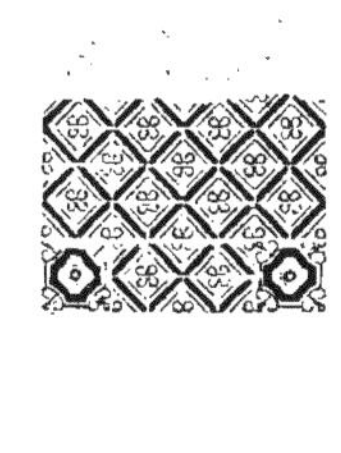

CHERBOURG,

Typ. de BEAUFORT *et* LECAUF, *rue Quai-du-Bassin*, 9.

1842.

ENTRETIENS

SUR LA

PHRÉNOLOGIE,

PAR

Le Docteur Gervaise,

De Fresville.

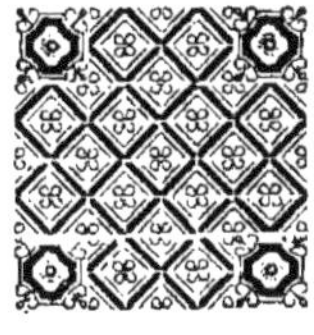

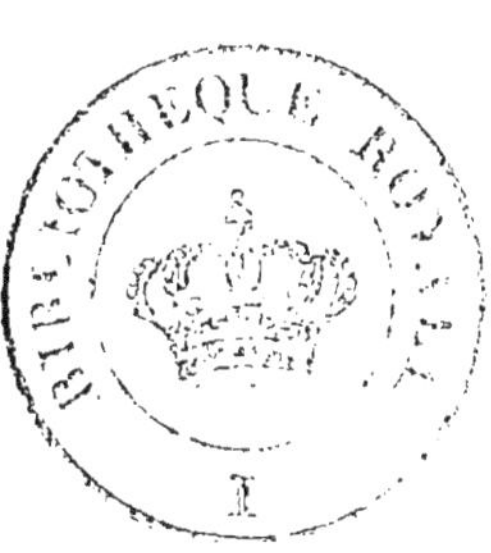

CHERBOURG,

Typ. de BEAUFORT et LECAUF, rue Quai-du-Bassin, 9.

1842

AVANT-PROPOS.

Tantùm prodesse.

Ce travail n'était point destiné à la publicité. Je le composai, dans mes quelques moments de loisir, pour délasser mon esprit et fixer mes idées sur une science à laquelle j'ai consacré une partie des instants dont mes devoirs m'ont permis de disposer.

Il existe d'excellents ouvrages sur la Phrénologie. Je n'ai point la prétention de les remplacer; mais ils sont longs, coûteux, arides, trop savants pour les gens du monde et les débutants. Mes entretiens *sont tout-à-fait élémentaires. J'en ai éloigné les longues et fastidieuses aridités de la science. Tout le monde pourra les lire; j'espère qu'ils ne seront pas inutiles.*

J'aurai rempli mon but aujourd'hui, si je peux contribuer à propager le goût d'une science belle, utile, importante, et aplanir quelques difficultés à ceux qui commencent cette étude.

La forme que j'ai choisie m'a semblé préférable à un traité froid et dogmatique. Elle tient l'attention plus éveillée; elle permet la simplicité et l'animation: c'est une conversation. Si elle comporte moins de détails scientifiques, elle conviendra mieux à ceux qui n'ont point encore étudié; on recevra plus facilement la scienee dégagée de son glacial alentour.

Du reste, la forme importe peu. Chacun choisit

celle qui s'accommode le mieux avec la tournure habituelle de ses idées.

J'espère ne laisser en dehors de mon cadre aucune question relative à la Phrénologie; mais elles seront traitées succinctement. Je n'ai point l'intention de dléayer mes idées dans un flux de paroles, ni de m'engager dans de ténébreuses discussions, tout à fait étrangères à l'étude des fonctions encéphaliques.

PLANCHE N°1

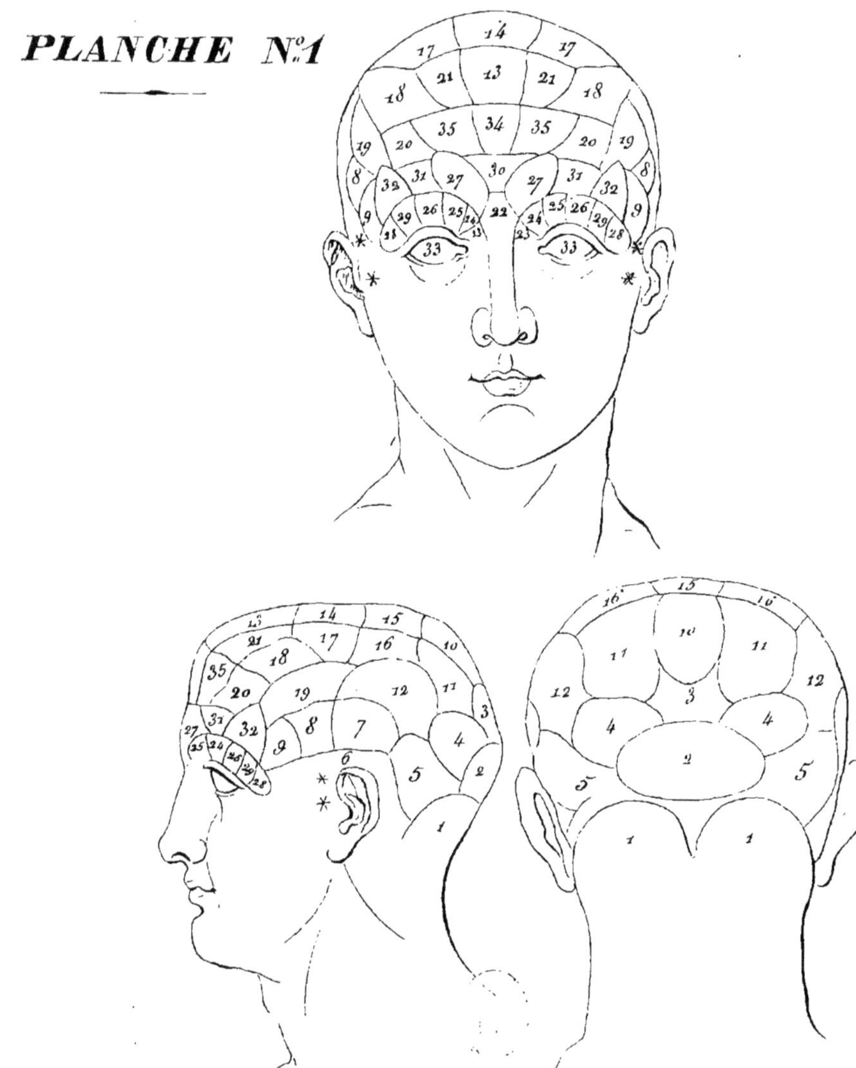

EXPLICATION

DES ORGANES INDIQUÉS SUR LA PLANCHE N° 1.

PENCHANTS.

1. Amativité.
2. Philogéniture.
3. Habitativité.
4. Affectionivité.
5. Combativité.
6. Destructivité.
7. Secrétivité, ruse.
8. Acquisivité.
9. Constructivité.

SENTIMENTS.

10. Estime de soi.
11. Approbativité.
12. Circonspection.
13. Bienveillance.
14. Vénération.
15. Fermeté.
16. Conscienciosité.
17. Espérance.
18. Merveillosité.
19. Idéalité.
20. Gaieté.
21. Imitation.

INTELLIGENCE.

22. Individualité.
23. Configuration.
24. Etendue.
25. Pesanteur, résistance.
26. Coloris.
27. Localité.
28. Calcul.
29. Ordre.
30. Eventualité.
31. Temps.
32. Tons.
33. Langage.
34. Comparaison.
35. Causalité.

ORGANES DOUTEUX.

* Supérieur. Alimentivité.
* Inférieur. Amour de la vie.

PREMIER ENTRETIEN.

J'allais un jour, il y a déjà des années, faire, selon une vieille habitude après dîner, ma cour à M. le comte de B..... Quelques intimes étaient déjà réunis lorsque l'on m'annonça.

La conversation, vague d'abord et languissante, s'anima bientôt et tomba sur un sujet qui devenait à la mode, la Phrénologie.

Les doctrines de Gall commençaient à pénétrer

dans les salons. A la froideur qui les avait d'abord accueillies succédait une ferveur qui tenait presque de l'enthousiasme. Les adversaires et les partisans discutaient avec une animation irrationnelle. On substituait la passion à l'observation, la négation au doute.

Parmi nous cependant se trouvait un esprit froid et calme, libre de préjugés et désireux d'apprendre. Le nouveau système de philosophie n'avait point encore pénétré dans la province qu'il quittait.

« Qu'est-ce que la Phrénologie? me demanda-t-il à moi, qu'il sut être médecin.—

— La Phrénologie est l'étude du cerveau et de ses fonctions.... Elle cherche dans l'organisation même de ce viscère le secret de notre intelligence, de nos sentiments, de nos instincts.... J'y crois comme à toute science de faits et d'observations.—

— Comment, avec du sens commun, s'écria M. L. C., peut-on soutenir que si je confie ma tête à un *Galliste*, il y pourra lire les secrets de mon cœur, l'histoire de ma vie? C'est par trop absurde!» —

Notons en passant que le petit homme qui tenait ce langage était loin d'avoir une tête d'Apollon. Son front étroit et déprimé comme celui d'une grenouille n'eût point attesté aux yeux de Gall de hautes facultés intellectuelles. Mais, tout en criant à l'absurdité de la Phrénologie, M. L. C. repoussait avec soin et persévérance ses cheveux en haut; il se rasait même sur les côtés de la tête, disaient quelques méchantes langues, pour élargir son front et dissimuler l'ingratitude de la nature.

— De grâce, monsieur, pas si haut! calmez-vous!.... Si je connaissais moins vos habitudes, je vous demanderais de m'abandonner un moment votre crâne; *(M. L. C. se dresse, bondit et me regarde avec fierté)* et je pourrais convaincre ces messieurs d'une manière péremptoire; mais on me répondrait avec raison qu'il est facile de connaître les facultés, les goûts d'un homme que l'on a toujours fréquenté, quoique l'art de dissimuler soit porté dans les sociétés actuelles à un rare degré de *perfection.* (*M. L. C. feint l'indignation.*)— Nous reviendrons, du reste, à cette expérience.—(*M. L. C. tressaille.*) Il serait absurde de croire à la Phrénologie sans raisonner, sans examiner; mais il serait encore plus absurde de repousser la vérité lorsque l'observation la démontre, quand même nos découvertes choqueraient toutes nos idées antérieures. — Et d'ailleurs, la Phrénologie est plus modeste que vous ne le supposez; elle n'a point la prétention de lire tous les secrets du cœur, de connaître, par quelques protubérances, l'histoire intime de la vie. Elle peut nous éclairer sur les principaux penchants des autres et sur les nôtres. — C'est quelque chose sans doute.

— Cette doctrine, dit M. L. C. d'un ton d'impatience, heurte trop toutes les idées admises... Elle est inutile, immorale... elle bouleverserait la société... elle briserait toutes nos illusions... elle rendrait les hommes ennemis.

— Quelle boutade, monsieur!— Est-ce donc un si grand malheur pour la Phrénologie que de ne pouvoir cadrer avec les préjugés qui ont bercé notre enfance? — La vérité est toujours utile.— La science qui peut présider aux choix de nos amis, de notre compagne; qui peut éclairer le juge sur son tribunal, le diplomate dans ses relations; qui dit au père les penchants qu'il doit combattre dans son fils, les facultés qu'il doit cultiver; cette science est précieuse: on ne saurait trop la propager.—Elle n'est point immorale, la science qui dévoile les fourberies du méchant, les menées sourdes de l'ambitieux, les passions crapuleuses du débauché.

La plupart des ennemis même de la Phrénologie proclament son utilité: ils ne craignent pas de dire qu'elle est, dans l'état actuel de la science, *le plus parfait* des systèmes de psycologie; qu'il n'y a point de meilleure méthode pour étudier l'homme sous le rapport moral, intellectuel, industriel.

Il n'y a que les esprits superficiels et les ignorants qui puissent faire consister la Phrénologie dans la simple *topographie* de la tête, et croire qu'une bosse étant donnée, tout l'homme est deviné. La science a une plus haute mission que ce but tout matériel. Elle observe, elle analyse, elle décompose toutes les facultés de l'ame, et ce n'est que par des efforts d'observation, d'induction et de synthèse qu'elle arrive à localiser les facultés. —

— Quelles inductions, dit notre studieux provincial, ont conduit Gall à la découverte de la Phrénologie? qui la prouve?

— Si vous parcourez l'échelle zoologique depuis le polype jusqu'à l'homme, vous découvrirez de nouvelles facultés, une nouvelle existence, à mesure que vous approcherez des espèces voisines de ce roi de la création. Dans le polype qui naît, croit et meurt sur le roc où il fut déposé, le scalpel de l'anatomiste découvre à peine quelques filets nerveux, sans les moindres renflements. Aussi quelle vie! Être douteux, presque rien ne le distingue de la plante! Mais suivez, passez quelques espèces inférieures qui déjà vous présenteront des nerfs, des ganglions; montez, arrivez jusqu'aux animaux vertébrés. Quel changement! L'organisation se complique; le tronc est soutenu par un squelette; la circulation est double, le sang rouge; les sexes séparés, les principaux viscères protégés par des cages osseuses; le système nerveux concentré, l'intelligence supérieure, les sentiments énergiques et durables. Et que de différences entre les reptiles, les poissons, les oiseaux, les mammifères! Et que de différences encore entre les espèces ascendantes de chaque classe! Mais ne vous arrêtez pas; suivez ce beau spectacle, cette admirable gradation, venez à l'homme, au sommet de l'échelle. Depuis le moment où l'ovule de sa mère fut imprégné par une liqueur fécondante jusqu'à son entier développement, le fœtus humain a parcouru tous les degrés de l'animalité. Il a commencé sous les lois de la chimie organique, et vécu quelques jours comme vivent les infusoires. L'accroissement s'effectue avec rapidité pendant les premiers mois de la vie intra-utérine, mais il suit toujours la marche ascendante que j'indique, et, dans les différentes phases, apparaissent toujours de nouvelles facultés qui complètent cette ressemblance.

Lorsque l'homme s'est complètement développé, remarquez la petitesse des cavités osseuses de la face, si considérables chez les autres animaux; le volume du crâne, sa direction, sa forme; soulevez cette enveloppe; déroulez les replis des hémisphères du cerveau, de cette partie de la masse nerveuse où s'opèrent tous les phénomènes de l'intelligence, cet attribut divin de l'humanité. Aucune autre espèce ne présente tant d'ampleur. Tout l'homme est là; c'est par le cerveau seul qu'il se distingue. Aussi la masse encéphalique est-elle énorme; ses parties antérieures et supérieures sont larges et convexes; des artères volumineuses et nombreuses la nourrissent et l'excitent; les os la protègent; les sens sont là voisins pour la servir. C'est à la suprématie du cerveau que l'homme doit sa prééminence sur les autres êtres organisés; car les sensations extérieures sont toutes d'une force médiocre, et presque toujours inférieure à celle des autres espèces. Nous n'avons ni la vue de l'aigle, ni l'odorat du chien, ni l'ouïe du lièvre. Un sens accessoire, le goût, nous le possédons même à un moindre degré que certaines espèces animales.— Il est vrai cependant que les sensations qui s'acquièrent par le toucher sont très délicates chez l'homme, pour qui ce sens est réellement le plus important. Il doit cet avantage à la nudité de sa peau, au peu d'épaisseur de son épiderme, à la faculté qu'il a d'opposer le pouce aux autres doigts, faculté précieuse que partagent avec lui peu d'êtres organisés. Le langage, ce don d'exprimer sa pensée, dépend encore du développement du cerveau. Mais que seraient ces faibles avantages, si l'homme ne possédait l'intelligence ? C'est par l'intelligence qu'il analyse ses sensations, les juge et les compare; c'est par elle qu'il subjugue les éléments, qu'il commande à tous les êtres de la nature, qu'il marche si rapidement dans les sciences et dans les arts, qu'il s'élève jusqu'à l'idée de Dieu. Eh bien! le développement de l'intelligence est en rapport constant avec le volume des masses nerveuses, et l'on peut dire, en thèse générale, que plus l'angle facial est ouvert, plus apparaissent ces nobles attributs. Chez les autres animaux, cette faculté n'existe qu'à des degrés divers; quelques-uns même en sont dépourvus. Aussi la nature a-t-elle dû fournir à leurs premiers besoins; elle les a protégés contre des causes incessantes de destruction; elle les a armés pour qu'ils puissent se défendre et attaquer leurs proies. Nés à peine, ils se suffisent déjà à eux-mêmes; ils se passent de secours étrangers; tandis que l'homme, *nudus in terrâ nudâ*, périrait certainement s'il était abandonné de sa mère et de ses semblables, dont les soins devront le protéger, le nourrir, le couvrir pendant sa longue jeunesse, jusqu'au parfait développement de ses facultés.

— Je me sens humilié, dit M. L. C., de cette continuelle comparaison des animaux avec nous. Nous sommes hommes; les animaux, nous ne devons les étudier que par curiosité. —

— Leur histoire peut cependant éclairer la nôtre, monsieur, répartit M. de B., sans que notre vanité doive s'en offenser. La plupart des phénomènes de notre organisation seraient encore inconnus sans cette mine féconde où l'on peut toujours s'instruire. Les besoins, les penchants, les fonctions, tout nous est commun avec eux; et c'est chez eux qu'il faut d'abord étudier l'organisme, parce qu'il est plus facile à comprendre.— Suivez donc, je vous prie, docteur, le cours de vos idées. —

— Combien de variétés dans l'espèce humaine, depuis les Malais et les Papous jusqu'aux Géorgiens, depuis les Lapons jusqu'aux Arabes, toujours indomptés, toujours mystiques, toujours bizarres! Dans aucune de ces races, la conformation extérieure ne se ressemble; dans aucune vous ne trouverez les mêmes idées, les mêmes habitudes, les mêmes aptitudes; et toujours les phénomènes instinctifs et intellectuels se développeront à mesure que les masses nerveuses augmenteront de volume ; et les différents goûts de chaque variété s'expliqueront par une différente conformation de crâne.

Dans les animaux vertébrés, le crâne est la principale enveloppe du système nerveux, qui se prolonge dans la colonne vertébrale et va s'épanouir à la périphérie du corps.

Cette cavité osseuse qui loge le cerveau ne lui imprime point sa forme, comme on pourrait le croire, et comme on l'a cru long-temps. Il est aujourd'hui hors de doute que ce sont les os eux-mêmes qui se moulent sur cette masse si molle et si pulpeuse, et dessinent à l'extérieur ses différentes protubérances. Il faut cependant avouer qu'il est quelques maladies qui pourraient en imposer et induire en erreur; mais l'observateur rencontrera toujours quelques indices qui lui feront découvrir la vérité —

— Mais c'est matérialiser nos plus nobles facultés.... c'est réduire le génie à des proportions géométriques... c'est nier l'ame, dit M. D.—

— C'est dans les instruments qui les exécutent qu'il faut étudier nos facultés, si nous ne voulons nous exposer aux malheureuses aberrations des philosophes ;— et le génie lui-même empreint son cachet sur notre crâne. Qui pourrait en douter? — Le phrénologiste n'attaque point les dogmes religieux; il abandonne l'ame aux croyances; il peut même la proclamer immortelle, immatérielle; il peut être en un mot spiritualiste. — *(M. D. hoche la tête.)* Les matérialistes peuvent nier les facultés sans organes, la sensibilité sans nerfs, les propriétés sans les corps; mais qu'importe pour le spiritualiste? Le cerveau et ses dépendances peuvent être regardés comme les instruments de l'ame; c'est d'elle qu'ils reçoivent la force virtuelle qui les fait agir; c'est elle qui dirige les impressions, les mouvements; — et c'est en étudiant ses moyens que l'on apprécie sa puissance; c'est en étudiant le cerveau *agent* que l'on connaît la force de l'ame *motrice*.

Non, la Phrénologie ne nie point l'ame, cette émanation de la divinité, ce souffle pur qui nous pénètre, nous anime, nous exalte. *Mens agitat molem.* L'ame distingue l'homme de toute la création; elle touche à Dieu, et dans la Phrénologie, tout proclame l'éternelle puissance de Dieu. —

— Mais, dit M. de B., la Phrénologie ne s'occupe-t-elle pas de localiser les fonctions du cerveau? Et comment ferez-vous pour diviser et subdiviser les facultés de l'ame de manière à les faire correspondre à un petit point du crâne ? —

— Le cerveau n'est point un organe unique; il résulte de l'agrégation de plusieurs organes secondaires, indépendants l'un de l'autre dans leur action, comme le prouvent chaque jour les expériences et les maladies : c'est la réunion de la plupart des ganglions qui sont épars dans les espèces inférieures de l'animalité. Que telle partie de la masse cérébrale soit lésée, presque toujours les facultés qui lui correspondent seront anéanties. On a soumis diverses espèces d'animaux à des opérations expérimentales qui confirment cette proposition. Lorsque certaines facultés étaient abolies, et dans quelques cas de folie où ces facultés n'étaient que perverties, on a rencontré souvent, à l'ouverture du cadavre, des altérations organiques capables d'expliquer ces troubles. Or, pourquoi chacun des organes secondaires dont la réunion constitue le cerveau ne serait-il pas l'instrument de chacune des facultés de l'ame ?—

— Allons, dit M. L. C., la Phrénologie est une science fort commode. Elle doit excuser tous les vices, puisqu'elle les trouve dans notre organisation. La vertu cesse d'être un mérite, puisqu'elle n'est plus un triomphe sur de puissants instincts.... Vivons sans contrainte, remuons la terre, troublons l'ordre, et si quelqu'un ose s'en plaindre, nous lui dirons: Tâtez ma tête... j'ai telle bosse... vous ne me tuerez pas pour ma bosse.—

— Sophismes, monsieur! La Phrénologie dispose à l'indulgence, mais elle ne tolère pas le vice. Evidemment l'homme n'est pas coupable de son organisation; mais si la nature lui a donné de mauvais penchants, lui a-t-elle refusé d'autres facultés capables de les neutraliser? Et s'il se laisse dominer par de coupables passions, la société n'a-t-elle pas le droit de se défendre de lui comme des bêtes fauves que l'on parque et que l'on incarcère?

— Mais vous admettez donc *le libre arbitre*, fit encore M. L. C.!—Qui l'aurait cru?—

— Un mot!... L'homme est-il libre de ses sensations?... Est-il libre de ne pas voir, de ne pas entendre, de ne pas toucher? Est-il libre de ses sentiments?... de sa colère? de son indignation? de sa jalousie? Est-il libre de ses besoins?.. de la faim? de la soif? Non, évidemment. La liberté de l'homme n'est donc pas absolue. Tout ce qui l'entoure assiège ses sens, tourmente ses appétits. La raison succombe souvent dans cette lutte. Faut-il condamner? Faut-il absoudre? Non; il faut plaindre.... Les facultés infimes ont triomphé des facultés supérieures. L'ange est déchu; mais la vie reste au repentir.

Il y a généralement dans les méfaits des hommes plus d'égarement que de méchanceté. Et si l'on recherchait toujours avec une scrupuleuse attention la cause de nos fautes, on la trouverait presque toujours dans nos institutions. Les vices de l'instruction publique sont évidents pour qui veut les voir. Qu'apprend-on dans nos colléges? Les mœurs grecques et latines. On se charge de justifier toutes les passions en les sanctionnant par l'exemple de Dieux qui partageaient toutes les faiblesses humaines; on nous montre les autels du vice; on nous entretient d'esclaves, d'affranchis, d'ilotes, de seigneurs. Qu'a de commun avec cette société vieillie notre jeune société démocratique?—Qu'apprend-on dans nos écoles élémentaires? La lecture, l'écriture, l'arithmétique. —Trouvez-vous dans les méthodes d'enseignement quelque chose pour l'esprit, pour le cœur, pour la morale?... Rien!.... Et c'est de là cependant que devront sortir des électeurs, des députés, des ministres!

Que fait-on pour les classes ouvrières? C'est dans les tavernes et les clubs qu'elles vont nourrir leur cœur de haine et d'envie; c'est là que les passions s'excitent sans un lien qui les comprime, sans un principe qui les dirige; c'est de là que surgiront un jour encore le désordre et l'anarchie pour attrister la terre.

Que fait-on pour les femmes? Bien dirigée, leur éducation deviendrait un des plus puissans leviers de la civilisation et de la morale. Mais loin de là: on les entoure de tout ce qui peut exciter la sensibilité, exalter l'imagination, émouvoir les instincts. Comme si nos mœurs ne devaient pas les condamner bientôt à dissimuler les émotions, à combattre les penchants que l'on a soi-même fomentés! comme si un libre choix devait présider à leur union! comme si elles ne devaient pas subir, de par l'autorité des familles, ces *monstrueux* mariages qui répugnent aux sympathies et laissent libre accès aux séductions du vice! Comme si elles n'avaient d'autre mission qu'une vaine coquetterie!

Il y a dans l'homme deux natures: l'une supérieure, immatérielle, divine, se passionne pour la vertu, s'exalte pour le beau; l'autre est infime, matérielle, asservie aux instincts. Ces deux principes sont dans une lutte perpétuelle, dans un constant antagonisme; si l'un s'élève, l'autre s'abaisse; si l'un triomphe, l'autre s'éteint. C'est à favoriser l'élan de la vertu que doivent tendre tous les efforts de la politique, de la religion, des lois. — L'influence de l'éducation sur la nature de nos idées est immense; elle est sans bornes. Les climats, l'alimentation, les habitudes, les âges, les sexes, les croyances philosophiques et religieuses, les gouvernements, les époques, modifient encore puissamment nos dispositions naturelles. — Ces propositions sont palpables d'évidence: ceux qui gouvernent les hommes et ceux qui instruisent la jeunesse devraient les méditer constamment: le sort des empires en dépend. Et cependant notre société est un chaos ténébreux où rien n'est lié ni par la foi, ni par les principes, ni par l'amour.

— Toutes ces questions sont graves, dit le comte de B., et je crois même que ceux qui les agitent feraient bien de demander à la Phrénologie les éléments d'une solution qu'elle seu'e peut donner.— Vous en conclurez donc, M. L. C., que l'indulgence des phrénologistes est raisonnée; qu'on ne doit point faire retomber sur un individu les vices de son époque; et que les institutions sont souvent coupables de nos égarements. Où l'ignorance condamne, la science pardonne.—

— Mais de votre discours, docteur, reprit M. D., je crois pouvoir conclure que la Phrénologie n'a rien de sûr et de positif; que c'est une science tout-à-fait hypothétique. Car si j'ai la bosse de la destruction très prononcée, par exemple, je devrais être un Marat....»— *(M. L. C. jouit, se frotte les mains, applaudit en disant: Oui, un Marat!—»*

— Vous pourriez avoir la protubérance de la *destructivité* et n'être point un Marat; car vous avez celle de la vénération, celle de la comparaison, celle de l'estime de soi, etc.— Je vous montrerai leur siége quelque jour.— Les qualités l'emportent sur les défauts. Les méchantes pensées, s'il en naissait dans votre tête, seraient bientôt étouffées, parce que le penchant à la destruction résulte d'un seul organe, tandis que plusieurs forces, plusieurs organes agissent en sens contraire; il s'établit une sorte de contrepoids qui sollicite la raison, éteint les désirs et fortifie la volonté de résister.— Je vous dirai même qu'il y a des protubérances peu développées et qui correspondent cependant à des facultés plus grandes qu'on ne le supposerait de prime abord. On peut l'expliquer phrénologiquement : un exercice fréquent de ces facultés, un surcroît d'activité cérébrale, c'est assez. — Ce qui existe pour toute l'économie doit exister pour un seul organe. Il est des individus petits, minces, fluets et doués d'une agilité, d'une prestesse admirables, accrues encore par l'habitude. De même pour le cerveau. Quoique d'un petit volume, il peut être animé d'une grande énergie. Les facultés se développent par l'exercice; cependant elles sont, en général, proportionnées au volume, mais il y a des exceptions qu'il faut bien admettre. Tenez; voyez, par exemple, M. L. C., avec ses yeux petits et enfoncés, il n'a certainement pas la bosse du langage, et cependant il a appris beaucoup de mots à force d'exercer sa mémoire, et il cause quelquefois vraiment comme un député! — D'autres protubérances sont très saillantes, qui ne correspondent qu'à des facultés peu actives, parce qu'elles sont isolées, qu'elles manquent d'auxiliaires, qu'elles n'ont point été convenablement exercées, etc. Ces causes ont une puissante action. —

— Oh! de plus fort en plus fort, s'écria M. L. C.! La Phrénologie est vraiment une science merveilleuse! Rien ne l'embarrasse! Elle répond à tout..... par des mots. Puis elle se figure que nous sommes assez bons pour nous en payer! —

— La Phrénologie ne reculera devant aucune objection; — elle ne proclamera point comme vrai ce qu'elle croit être douteux; — elle n'admettra que ce qui sera clairement démontré; — elle ne prétendra point tout expliquer, car, dans l'état actuel de nos connaissances, une foule de mystères lui échappent. Mais il ne faut point désespérer de la science. S'il lui reste encore beaucoup à faire, elle ne s'épouvantera point de cette tâche.—

Il était tard, l'entretien se termina; on me demanda si je voudrais reprendre la question un autre jour; je promis, et nous nous séparâmes.

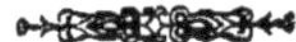

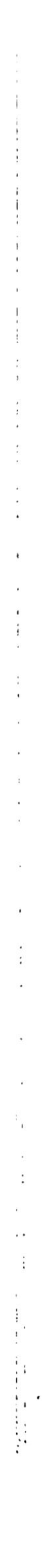

DEUXIÈME ENTRETIEN.

Quelques jours s'étaient écoulés déjà depuis notre premier entretien sur la Phrénologie, dans le salon de M. le comte de B.; nous nous y retrouvâmes le 5 décembre. Depuis lors M. L. C. soignait son front avec une attention encore plus constante, avec une nouvelle *tendresse*. On le plaignait sincèrement, à part soi — les Phrénologistes sont bons, vous le savez !— de toute la peine qu'il se donnait pour si peu de succès.—La réunion s'était accrue de quelques nouveaux membres, car la soirée précédente avait eu de l'écho. Une femme s'y trouvait, madame de G., aussi distinguée par la variété de ses connaissances que par son admirable beauté. Chacun apportait de fraiches armes pour la discussion qui devait s'ouvrir. M. L. C., après avoir médité sur les prétentions *exorbitantes* de la Phrénologie, sepromettaitde l'anéantir, en ma présence, sous la puissance de ses arguments nouveaux. Athlète prudent, M. L. C. s'était préparé au combat.

— Docteur, dit-il de sa petite voix aiguë, malgré tout votre dédain pour la métaphysique, que jamais *tête* de médecin ne conçut, vous avez quelquefois dû vous occuper de l'origine des *idées*?—

— Oui; et ce mot, pour moi comme pour Aristote, garde sa valeur grammaticale; il signifie: *images*. Les idées sont les images des corps.—

— Mais les *idées* de vertu, d'infini, de Dieu?

— Ce sont des jugements; c'est par un travail du cerveau que l'on arrive à la connaissance de Dieu, aux notions de vertu, etc.—

— Et les idées *innées?*—

— Si les idées peignent les corps, il n'est pas probable qu'elles puissent être innées, à moins d'admettre cette hypothèse qui régna long-temps dans les écoles: *Les images des corps existent* à priori *dans le cerveau,* hypothèse qu'il est aujourd'hui inutile deréfuter. Il serait cependant peu logique de dire que l'enfant ne peut pas apporterquelques idées... Enseheurtant contreles parois de l'organe qui le contenait, n'a-t-il pu exercer le toucher? n'a-t-il puentendrequelques sons? n'a-t-il pu déguster les eaux de l'amnios?.. et ne peut-il pas garder quelques notions de ce qu'il a éprouvé?... Je ne sais; et je ne repousse donc pas absolument les idées *innées;* mais ce mot n'a pas pour moi le même sens que pour les métaphysiciens. Comme je les admets, elles dépendraient toujours de l'action des corps extérieurs. Ce n'est que par un étrange abus de langage qu'on peut les admettre autrement. (*) Il y a cependant en nous quelque chose d'*inné;* ce sont des dispositions, des goûts, des aptitudes. La Phrénologie les admet et les explique.

Nous avons plusieurs phénomènes à considérer dans la formation de nos idées, a dit Condillac :

1° L'action des corps extérieurs qui nous entourent et se présentent sous tant de formes, sous tant d'aspects ;

(*) Gall admit les idées innées. Plusieurs de ses disciples, trop enthousiastes, m'ont accusé de *schisme*, parce que je les combattais.

Ils argumentent : 1° Des actes qu'exécutent la plupart des animaux dès leur naissance : *L'oiseau brise sa coque*; *l'araignée tisse ses filets*; *la tortue s'achemine vers l'eau*; *l'enfant comprime le sein de sa mère.*

2° De la différence de connaissances qui se développent chez les individus d'une même famille, entourés des mêmes soins, des mêmes circonstances, nourris des mêmes aliments : les uns acquièrent beaucoup sans effort ; les autres ne se *décroutent* pas, malgré tout ce que l'on peut faire ;

2° Les sens sur lesquels ils agissent;

3° Les perceptions, les *idées* qu'ils déterminent;

4° Les impressions qu'ils laissent en nous, impressions qui se prolongent ou se reproduisent: c'est la mémoire.

5° L'appréciation des rapports qui existent entre les corps: c'est le *jugement*, la source de toutes nos connaissances;

6° La *volonté*, désirs que nous inspirent les corps environnants;

7° La *combinaison* de nos perceptions, d'où résultent toutes nos idées *composées: gloire, beauté, bonté*, etc.

3° De ce que ces différences se remarquent chez les animaux aussi bien que chez nous.

Entendons-nous sur les mots, et nous serons bientôt d'accord sur les faits.

Je ne conteste aucun de vos arguments; mais vous en tirez une fausse conséquence. Où je vois un acte d'organisation, vous voyez un fait d'*innéité*, en dépit de la valeur du mot *images*.— Qui a tort?

Pour Condillac comme pour nous, la philosophie est une branche des sciences naturelles. Mais Condillac accorde beaucoup trop à la *sensation*; pour lui tout est là; c'est le phénomène primordial dont les différentes transformations constituent nos *facultés*. Mais par quelle intervention..?

Pour nous, ces différents actes appartiennent tout-à-fait à la physiologie du cerveau; nous repoussons tout ce qui n'a pas cette base anatomique. —

— Vous ne niez pas, au moins, la *volonté*?—

— Elle n'est pas toujours aussi libre que l'ont dit les scolastiques. L'homme possède quelques facultés que l'on ne retrouve pas dans les animaux et qui font de lui un être *moral*, qui peuvent toujours tempérer, quelquefois même annihiler les instincts; mais....

— Vous brouillez toute la philosophie... Votre prétendue science croirait-elle, par exemple, la remplacer?—

— La Phrénologie s'occupe des fonctions du cerveau ; elle n'a point d'autre prétention. C'est une branche des sciences de la vie que le physiologiste étudie comme il a étudié la digestion, la circulation, etc., dans les organes qui les exécutent...... Si les fonctions cérébrales comprennent, et je n'en doute pas, l'ensemble des actes dont les psycologues font leur sujet ; s'il est plus simple, plus facile, plus logique d'étudier la vitalité d'un viscère que de s'égarer dans de nébuleuses abstractions ; la Phrénologie peut remplacer tous les systèmes de philosophie anciens et modernes ; c'est un de ses adversaires qui l'a proclamé : il ne devrait plus vous être suspect.— Remarquez que je sépare l'ame de toutes les facultés humaines ; elle est en dehors de nos recherches ; l'ame est le principe immatériel dont la divinité doua sa créature aimée ; les facultés résultent de l'organisation et sont communes à tous les animaux ; elles seules nous occupent. N'oubliez pas cette distinction.

Je ne crains pas d'avancer que jusqu'à Gall la

Philosophie fut un vrai chaos. Combien de doctrines n'a-t-elle pas enfantées! Aujourd'hui vainqueur, demain vaincu, chaque parti prétend avoir posé les limites de la science. Dans quelques jours, un nouvel athlète renversera ce trône éphémère pour régner lui-même jusqu'à ce qu'un nouveau système vienne le renverser. — Et le scepticisme ricane dans son orgueilleuse indifférence argumentant de tant de prétentions contraires, de tant d'opinions contradictoires alternativement soutenues et attaquées par des hommes éminents; demandant, avec une apparence de raison, où est la science, ce qu'est la science, et même si la science existe; répudiant tous ces livres inutiles, toutes ces discussions stériles qui ne peuvent que surcharger la mémoire et embrouiller encore des questions obscures et difficiles. La Phrénologie a porté la lumière dans ces ténèbres; elle laisse au spiritualisme ses croyances; elle concède au matérialisme ses objections; et, sous cette apparente tolérance, elle ne cache point une indifférence systématique, mais elle ne se passionne que pour son but, la Physiologie du cerveau. Appuyant la connaissance des phénomènes de l'intellect sur la connaissance de l'encéphale, elle se repose sur un guide sûr, infaillible, tangible; tandis que les systèmes des psycoloques ont varié et peuvent encore varier à l'infini, parce que leurs études ne s'appuient que sur des bases hypothétiques, sur des abstractions imaginaires. —

— Ainsi, dit M. de B., d'un trait de plume vous biffez tout le passé. La science ne date que de Gall. Inutilement existèrent Platon, Aristote, Descartes, Leibnitz, Locke, Hume, Kant, Read, Duglad Steward, et tant d'autres! —

— Telle ne fut jamais ma pensée. L'humanité ne pourrait, sous une monstrueuse ingratitude, oublier ces grands noms; ils ont hâté la marche de la civilisation. Au milieu de leurs erreurs et de leurs contradictions, leurs travaux ont jeté quelques lumières, répandu quelques vérités, tracé de belles maximes de morale, labouré les champs de la pensée, élevé le cœur, agrandi le domaine de la science, révélé Dieu par la contemplation de ses ouvrages ; — mais toutes leurs doctrines sont insuffisantes, pour expliquer les mystères de l'intelligence ; elles ne peuvent résoudre tous les problêmes qui remuent aujourd'hui la société, car c'est dans l'organisation humaine que les gouvernements doivent puiser les lois ; c'est sur elles que doivent se fonder les institutions. Dans une sphère moins élevée, au milieu des familles, c'est encore l'étude de l'organisme qui doit décider de l'éducation des enfants. —

La conversation devint alors plus animée. M. de B. prit avec vivacité la parole pour défendre le système providentiel de Platon, qui établissait son empire dans le monde invisible, dans les régions spirituelles. M. D. fit observer que Platon avait été combattu par son propre disciple, Aristote, ce qui ne prouvait pas l'excellence de sa doctrine ; Aristote n'admit point les idées innées et reconnut la puissance des sensations. M. D. ajouta que dans ces deux génies se résumaient presque tous les systèmes de philosophie. Quelle que soit la doctrine que l'on adopte, elle touche par quelque point à ces doctrines anciennes. C'est toujours cette interminable lutte entre l'esprit et la matière, entre l'ame et les sens ; discussions futiles, parce qu'elles sont insolubles, et qui n'en sont pas moins incessamment reproduites, mais sans la moindre utilité. Au delà de la science, c'est la foi ; les *incrédules* ne seront jamais convaincus par des raisons métaphysiques. Descartes doute de tout ; il n'admet qu'une seule réalité, c'est le sentiment du *moi*. (*) Leibnitz affranchit l'ame des objets extérieurs ; Locke soutient que la matière pourrait penser, si Dieu le voulait ; qu'il est impossible à la raison de prouver la spiritualité de l'ame ; point d'idées, point de principes innés. L'école écossaise fonda toute la philosophie sur le *sens commun*.

(*) Cette philosophie du *moi* est la plus orgueilleuse et la plus fausse de toutes les doctrines. Ses adeptes s'érigent un piédestal au milieu de la création, dont ils se posent comme les rois : l'univers est à leurs ordres.— Mais l'homme est-il un juge impartial de ses propres

— J'aime mieux Kant, dit vivement madame de G.; il a séparé l'empire de l'ame et celui des sensations; il reconnaît comme éléments distincts le physique et le moral; il étudie et formule les lois par lesquelles l'ame et la nature extérieure agissent et réagissent l'une sur l'autre; les idées qu'il appelle *objectives* naissent de nos facultés *innées*; les idées *subjectives* proviennent des sens; sa morale est austère.—

— Oui, mais sa métaphysique est souvent fort obscure; ses divisions n'ont point de bases certaines; et ses *virtualités* ne sont que des facultés cérébrales.—

— Vous êtes médecin; vous ne concevez que des organes et des fonctions, dit aigrement M. L. C.—

émotions? A-t-il le droit de conclure de lui-même à tous les autres hommes? A quel âge, d'ailleurs, peut-il commencer à s'observer? A l'âge adulte. Jusque là il a obéi à ses instincts, à ses sentiments, mais les facultés *réflectives* ne se sont point encore éveillées. Toute cette époque est donc en dehors de cette philosophie contre laquelle on pourrait amonceler mille autres arguments.

— En portant dans l'étude des fonctions encéphaliques, l'esprit d'observation et d'analyse qu'elle met dans l'appréciation des autres actes de la vie, la médecine a bien mérité de la science; elle peut s'en énorgueillir. Vous venez de voir vous-même combien il y avait de ténèbres dans tous les systèmes de philosophie. Il y a peu de temps, la même obscurité régnait sur toute la physiologie. Que d'erreurs grossières, que d'absurdes hypothèses sur la circulation, sur la génération, sur tout, jusqu'à ce que les recherches anatomiques aient éclairé ce dédale de leur rayonnant flambeau! Ce qui est arrivé pour le cœur est arrivé pour le cerveau; Harvey montra les mouvements du sang et traça les lois de ces mouvements; Gall révèle les secrets de l'intelligence. Mais les doctrines de Harvey, qui sont pour nous si claires, si précises, si positives, si indubitables, ne furent point admises sans de puissantes controverses. Le même sort attend la Phrénologie. Du reste, c'est l'histoire de toutes les vérités. Combattues, repoussées, honnies lorsqu'elles apparaissent, elles succomberaient, si la vérité pouvait périr.—

— Peut-on établir cette comparaison ? dit M. L. C. Dans le cœur, il n'y a que du sang en mouvement; mais dans le cerveau....!—

— Dans le cerveau, il n'y a que des facultés en exercice, des organes qui fonctionnent... D'interminables disputes ont, pendant des siècles, agité les écoles sur la nature du feu, de la lumière, de la chaleur, jusqu'à ce que naquît la physique expérimentale. Il en fut, il en est encore de même de nos facultés intellectuelles. Les métaphysiciens veulent en pénétrer l'essence au lieu d'en analyser les opérations. Cette marche est défectueuse: à Gall appartient l'honneur de la réforme.— C'est sur ses frères, ses sœurs, ses compagnons d'études que Gall, enfant, fit ses premières observations: il en tira quelques inductions qu'il généralisa bientôt, en étudiant le grand livre de la nature.

Il vit:

1° Que les mêmes lois régissent tous les êtres organisés, depuis la plus simple plante jusqu'à l'homme;

2° Que les animaux surtout présentent une similitude parfaite dans leurs fonctions, leurs besoins, leurs sensations, leurs mouvements;

3° Que ces *facultés* sont, comme l'organisation, invariables dans chaque espèce à laquelle elles donnent son caractère spécial, son instinct;

4° Que ces facultés siégent dans le système nerveux;

5° Que la même conformation cérébrale répond toujours aux mêmes sensations, aux mêmes idées, aux mêmes désirs, et se retrouve toujours dans la même espèce.

Gall vit ces faits, et conclut de *l'organisation* physique à *l'organisation* morale. Il posa ces principes qui ont contribué si puissamment au développement de la science philosophique.

— Mais, dit le jeune provincial, Gall fut-il bien le premier à signaler les fonctions encéphaliques ?—

— Avant Gall, quelques esprits avaient entrevu la vérité, mais ne l'avaient point nettement formulée : elle se trouvait mêlée à une foule d'erreurs dans leurs travaux, parce qu'ils n'avaient point pris pour base l'observation.— Aristote, Galien et toute l'école d'Alexandrie cherchèrent à localiser les *conceptions de l'esprit.* —Quelques médecins même signalèrent les rapports de la configuration du crâne avec les aptitudes individuelles. — Cabanis faisait siéger la pensée dans le cerveau qui la secrétait, disait-il, comme le foie secrète la bile ; mais il plaçait les *passions* dans les viscères, sous l'influence du *grand sympathique*, cet autre système nerveux qui distribue la vie aux organes de la poitrine et du ventre. Cabanis errait; les *passions*—mot impropre, indéfini— siégent dans le cerveau, mais elles peuvent provenir de sensations viscérales : ainsi la faim éveille chez les animaux, et souvent même chez l'homme, les instincts de la *destruction*, de la *ruse*, etc. — Elles retentissent même souvent sur les organes intérieurs : ainsi la joie, le chagrin, la peur, etc., accélèrent les battements du cœur, troublent la digestion, activent les sécrétions, etc. — Cuvier remarqua que, dans les espèces supérieures, le volume du crâne l'emporte sur celui de la face ; il accueillit d'abord la doctrine de Gall, pour l'abandonner ensuite avec cette foule de courtisans qui se pressèrent long-temps aux leçons du docteur Allemand, jusqu'au jour où leur maître, Napoléon, changea subitement leurs convictions par un sarcasme, et compromit, pour si long-temps, l'avenir d'une belle science. — Camper avait mesuré l'*angle facial* : Supposez une ligne horizontale qui s'étendra du conduit de l'oreille jusqu'au bord des dents incisives supérieures ; abaissez sur elle une autre ligne verticale du poin culminant du front, et vous aurez l'angle de Camper. Plus il est ouvert, plus le cerveau est volumineux, plus l'intelligence est développée.

Cette proposition n'est pas fausse, puisque les facultés intellectuelles siégent dans les lobes antérieurs des hémisphères dont l'angle de Camper indique la proéminence, sans s'occuper, il est vrai, ni de leur largeur, ni de leur hauteur, et sans fournir d'indications pour les autres parties du crâne. — Comme Lavater, ce fut d'abord dans les signes physiognomoniques que Gall chercha les traces des dispositions de l'homme, mais il les trouva sur le crâne, au lieu de les rencontrer sur les lignes de la face. Le système de Gall n'a point à répudier celui de Lavater, car personne ne saurait douter que la conformation du crâne n'imprime à la figure son principal caractère. Je ne sais si ce fait a été noté, mais il est vrai: on peut journellement le constater. N'est-il pas, d'ailleurs, très facile de comprendre que le crâne, la plus importante partie de la tête, doit donner à la face ses différentes dispositions? Ces deux systèmes doivent s'allier; ils sont inséparables, car ils ont ouvert l'un et l'autre une nouvelle carrière d'études qui s'harmonient.

Mais Gall aperçut promptement l'insuffisance de ses moyens d'observation. Pour un esprit aussi philosophique, l'induction seule ne pouvait suffire; il fallait qu'elle fût étayée par des recherches expérimentales; il fallait que l'autopsie confirmât ce qu'il avait observé pendant la vie: il disséqua le cerveau, mais sans le mutiler, comme le faisaient ses devanciers. — Il créa une nouvelle anatomie.—

— A-t-il *anatomisé* l'esprit? voulut dire d'un air malin M. L. C.

—Pas l'esprit!—Voilà encore un de ces mots vagues, incompris, que la métaphysique se plaît à personnifier, et qui peut fournir à d'éternelles discussions, parce que ceux qui le prononcent y attachent des sens différents, et qu'il est beaucoup plus difficile de s'entendre sur les mots que sur les faits. Pourquoi ne pas se renfermer dans l'étude de l'organisation? Le progrès des sciences réformera ces abus.—

— A force de réformer, que restera-t-il? Vous

êtes, docteur, en train de réformes...—

— Il restera un langage clair, précis, positif, intelligible, qui peindra les facultés et placera ces facultés dans des organes déterminés, sans permettre à l'imagination de s'égarer dans des rêveries spéculatives.—

— Ce n'est pas la Phrénologie qui fera les merveilles. Quelle langue plus obscure que la sienne? Est-ce du Français: *Affectionivité, sécrétivité*, *combativité*, etc.?—

— A des choses nouvelles, il faut des mots nouveaux. Les idées qu'ils révèlent n'auraient pu être exprimées que par une périphrase: ils furent créés par Gall et Sparzheim, son disciple, et son ami qui rendit à la science de grands services.—

— Ainsi Gall ne fit qu'anatomiser? dit Mme de G.—

— Gall chercha partout la confirmation de sa doctrine. Il courut les salons, les cours, les hôpitaux, les prisons, s'approcha de tous les hommes célèbres, et dota la science de ces admirables ouvrages où toutes les questions d'hygiène, de politique, de morale, d'institutions sociales sont agitées et résolues conformément aux lois de l'organisme. Son système doit déterminer les hommes à des actes *légaux, nobles, vertueux.*

Il n'y a pas dix ans que Gall est mort, et sa doctrine a parcouru le monde : elle a puissamment contribué à ces besoins de réforme qui remuent aujourd'hui la société dans ses entrailles, et d'où devront sortir un jour des institutions dignes de l'homme. Toutes les célébrités scientifiques la proclament ; l'artisan lui-même l'étudie. Mais quelques esprits l'ont fait sortir, comme l'a dit le docteur Bailly, des limites convenables ; et si l'erreur n'était pas renversée, elle pourrait conduire aux conséquences les plus absurdes.—

— La Phrénologie peut donc errer ?—

— Sans doute ; la science ne s'improvise pas. Sa marche est calme, lente, graduelle : elle repousse l'impatience et les secousses.—Il existe, d'ailleurs, à la base du cerveau, dans son intérieur, plusieurs organes dont les fonctions sont inconnues, et qui doivent avoir une grande importance, si l'on en juge par leur volume, leur position, leur structure : tels sont les tubercules *quadrijumeaux*, la *glande pinéale* où Descartes plaça le siége de l'ame, *le pied d'hippocampe*, etc. Quelque jour, il faut l'espérer, l'observation et l'induction feront connaître leurs propriétés, mais on ne peut encore les supposer. L'anatomie pathologique pourra seule éclairer cette question. Si des esprits impatients ne peuvent s'assujétir aux sages lenteurs de l'observation, ils compromettront la science.—On se rappelle les tracasseries de l'empire; les préjugés se réveillent; les plaisanteries se raniment; le doute revient, mais un doute *passif*, qui ne cherche pas à s'éclairer.—

Ces discussions abstraites commençaient à fatiguer les esprits. Tout le monde se tut.

PLANCHE N° 2.

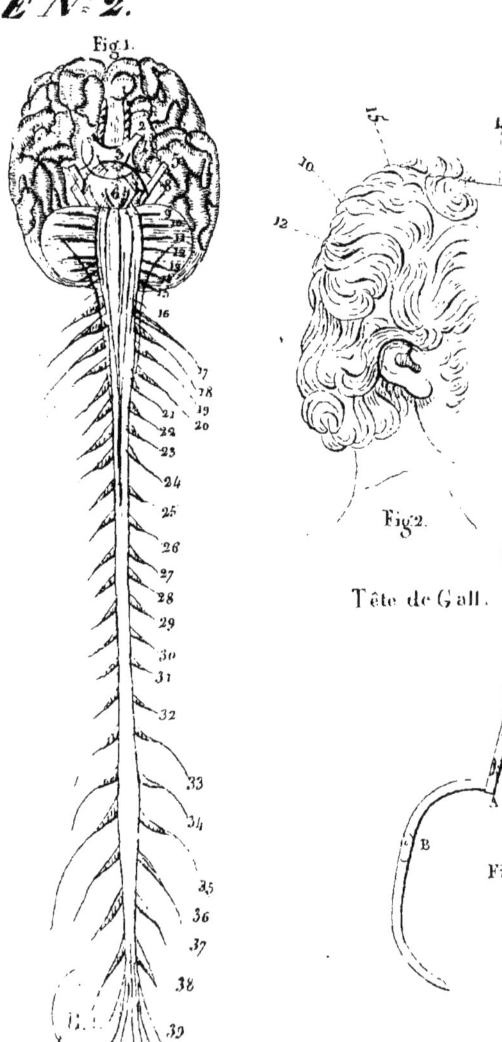

EXPLICATION

DE LA PLANCHE N.° 2.

FIG. 1.— Elle représente l'ensemble du système cérébro-spinal ; le cerveau, le cervelet, la moelle épinière, ses renflements, les 43 paires de nerfs qui en sortent, et qu'indiquent les n.os.

FIG. 2 — Tête de Gall. C'est un des plus beaux types phrénologiques que l'on puisse offrir : on y remarque surtout les saillies de l'*estime de soi* (10), de la *bienveillance* (13), de la *fermeté* (15), de la *comparaison* (34), de la *causalité* (35).

FIG. 3.— Compas pour mesurer le volume général de la tête. Les branches AA sont unies par les charnières BB. L'extrémité C doit être placée dans le conduit de l'oreille, d'où l'on part pour mesurer les différentes parties de la tête, parce que c'est la partie du crâne qui correspond à la moelle *alongée*, dont le cerveau n'est qu'une expansion.

Sur les têtes que j'ai examinées, avec les cheveux et les téguments, j'ai mesuré, proportion moyenne, chez l'adulte :

1° D'un conduit auditif à l'autre, en contournant le front, et passant sur le n° 22. . . . . 28 centimètres.

2° Des mêmes points, en passant en arrière, au-dessus de la crête oscipitale, sur le n° 2. . . . . 20 centimètres.

3° D'un pavillon de l'oreille à l'autre, ou mieux du n° 6 au n° 6 en montant verticalement, passant sur le n° 15, contournant le crâne. . . . . 28 centimètres.

4° A la base du crâne. . . . . 10 id.

TROISIÈME ENTRETIEN.

Lorsque nous nous réunîmes le lendemain, une vague inquiétude préoccupait visiblement les esprits. L'incertitude, les erreurs de la philosophie classique démontrées, les croyances de notre adolescence ébranlées, les principes même de notre éducation critiqués au nom d'une doctrine nouvelle dont les bases étaient encore inconnues à la plupart, qui annonçait sans hésitation qu'elle réédifierait tout après avoir tout détruit ; toutes ces pensées jetaient dans l'ame un mélange confus de regrets et de désirs, chaos moral où doivent s'engourdir toujours ces hommes indécis qui flottent entre tous les systèmes, incapables de se créer une conviction. Cette Phrénologie, semblait-on se dire à part soi, dont on nous vante la facile simplicité, pourrait-elle tenir ses promesses ? Ne serait-ce pas encore une science fallacieuse qui laisserait après elle vide et déception ? Que nous donnerait-elle pour cette confiance en nos maîtres qu'elle détruisait ! Peuplerait-elle notre cœur avide de science, d'amour, de Dieu, de tout ce qui éclaire, émeut, élève l'ame ? Pourrait-elle comprendre l'infini, elle, bornée par des limites qui paraissaient si restreintes ? Pourrait-elle secouer ces liens matériels qui devraient gêner son essor ?

Telles étaient les questions que chacun semblait méditer, lorsque le silence fut enfin rompu par M. le comte de B.... Il nous demanda quelques détails très succincts sur le cerveau et ses dépendances, jugeant bien qu'il fallait connaître ce *viscère* avant de pouvoir analyser ses fonctions.

Je dis alors que, sous le nom d'encéphale, d'axe cérébro-spinal, les anatomistes désignaient la substance molle et pulpeuse, blanche et grise, qui remplissait le crâne et le canal vertébral des animaux, et se divisait en quatre parties très différentes par leur volume, leur situation, leur texture, leur forme et leurs usages. La première, la plus considérable, le cerveau, occupe la plus grande partie de la cavité du crâne, s'étend depuis les voûtes orbitaires jusqu'aux bosses occipitales supérieures, et présente à considérer un très grand nombre d'organes secondaires. La seconde, le cervelet, neuf fois moins considérable que le cerveau au-dessous et en arrière duquel il est logé dans les fosses occipitales inférieures.—La troisième, le mésocéphale, situé à la base du crâne, entre les deux précédents avec lesquels il se continue, se confondant inférieurement avec la moelle épinière, cette quatrième et dernière partie de l'axe cérébro-spinal, remplissant tout le canal vertébral, depuis l'*occiput* jusqu'au *coccyx*, et donnant naissance aux nerfs.

Les nerfs sont des cordons blanchâtres qui sortent, au nombre de 43 paires, du crâne et du rachis, et vont, dans leur marche flexueuse, se divisant et se subdivisant à l'infini, jusqu'à ce qu'ils disparaissent dans la texture même des organes, ou s'épanouissent sous les membranes muqueuses et la peau. Il y en a de deux sortes : les uns pour le *sentiment*, les autres pour le *mouvement*. La plupart des anatomistes disent que cette différence de fonctions ne dépend pas d'une différence de structure, mais des parties où ils pénètrent. — L'intensité de la fonction est généralement proportionnée au volume des nerfs. Ceux qui se distribuent dans les organes des sens sont beaucoup plus considérables chez les autres animaux que chez l'homme; aussi les préfère-t-on pour les études anatomiques. Les olfactifs du taureau et des autres ruminants sont très volumineux et se développent dans des cavités nasales énormes; les ganglions *optiques* de l'aigle forment le tiers du cerveau; toutes les bêtes qui se distinguent par la vitesse et la force musculaire présentent de très gros troncs nerveux. Dans l'homme, ceux qui se distribuent aux organes du toucher, si fins et si délicats, sont cinq fois plus considérables que ceux qui président au mouvement. — Cette distinction des fonctions des nerfs (*sentiment* et *mouvement*) est toute nouvelle, mais incontestable. — Toutes les *paires* qui sortent du crâne et de la colonne vertébrale mettent l'homme en relation avec les objets qui l'environnent: c'est la vie extérieure. Mais il existe un autre système de nerfs, le grand sympathique, composé d'une série de petits centres qui communiquent entr'eux par de nombreux filets, s'anastomosent avec les nerfs encéphaliques, forment des *plexus* inextricables et vont porter la vie dans tous les viscères: ils sont les agents des sensations internes; c'est par leur intermédiaire que les passions retentissent sur les organes intérieurs avec tant d'action que les anciens y avaient placé leur siége. Ces faits, que je me borne à énoncer sous une forme aphoristique, sont chaque jour prouvés par les expériences et les maladies.

J'ajoutai que Gall avait cessé de couper le cerveau par tranche, pour l'étudier, comme ses devanciers; qu'au lieu de le mutiler, il le déplissait, le déroulait sous forme de membrane; que la substance grise était de nature gélatineuse; qu'elle donnait naissance à tous les filaments nerveux; que la blanche se composait de fibres très délicates qui, s'enroulant sur elles-mêmes, allaient former les différentes circonvolutions de la surface; que ces circonvolutions, séparées par des lignes profondes, anfractueuses *(anfractuosités)*, étaient le siége de toutes les facultés supérieures de l'homme; qu'elles existaient à peine chez les autres animaux.—Gall compare ces circonvolutions et ces anfractuosités à un *falbala* que l'on peut déplisser. — Leurs formes et leurs directions sont innombrales et n'ont pour but que de multiplier les surfaces du cerveau : il ne considére ce viscère que comme un épanouissement de la *moelle alongée*, partie de l'axe cérébro-spinal qui se trouve au-dessous du mésocéphale; c'est à ses yeux un gros nerf dont les ramifications, les épanouissements correspondent aux différentes protubérances du crâne, et président aux fonctions des organes, comme les autres au sentiment et au mouvement. Ainsi, pour Gall, la *bosse* de la *comparaison* ne serait pas plus le siége de cette faculté que l'œil n'est le siége de la vue, l'oreille de l'audition, etc.; c'est l'organe, l'instrument. Est-ce à quelque partie centrale, à la moelle alongée, qu'il doit transmettre les impressions? La science n'a pas encore résolu cette question.

— Mais vous ne nous parlez, docteur, dit le provincial, que des circonvolutions supérieures; vous ne dites rien des organes internes du cerveau.—

— C'est vrai; mais leurs fonctions ne nous sont pas connues; et, malgré tout le plaisir que vous auriez à contempler cette belle direction des fibres, cette admirable distribution de la masse encéphalique, il est inutile de surcharger votre mémoire de mots et de détails dont vous ne pourriez tirer de conséquences, et la Phrénologie n'admet pas les hypothèses.—

— Malgré tout ce que vous nous avez dit, fit observer Mme de G., nous ne sommes pas encore de très forts anatomistes.— Je me fais, moi, du système nerveux, l'idée d'un arbre dont le tronc serait dans le crâne et les derniers ramuscules sous la peau, dans les muscles, dans les organes, partout. Je me figure que tout cela se tient sans discontinuer, et que vous n'établissez de divisions que pour faciliter l'étude.—

— Cette idée est assez exacte, et je ne chercherai pas à la détruire. Dois-je vous dire que quelques anatomistes ont renversé cet arbre; que ce que vous prenez, vous, pour des ramuscules, ils en ont fait des radicules, de vos troncs des racines, etc.? qu'au lieu de faire provenir le système nerveux du cerveau, ils font provenir le cerveau du système nerveux?— Non, car cela ne pourrait rien simplifier.—

— Le cerveau ne varie-t-il pas, aux différentes époques de la vie, dans sa texture, dans sa densité?—

— Oui; et de ces différents états, on peut déduire des principes hygiéniques très importans.

Chez l'enfant, le cerveau est mou, pulpeux, gorgé de sang; à la moindre incision, il en sort des myriades de gouttelettes; c'est ce qui explique l'extrême impressionabilité de ces petits êtres, leur vivacité, leurs maladies. — Profitez de ces notions sur l'organisation; gardez-vous de porter des excitants sur cette matière si délicate; laissez tout à la nutrition; donnez aux forces le temps de se consolider; n'exigez rien de ces jeunes cerveaux: la mort en résulterait, sinon l'idiotisme; surveillez les penchants dès la naissance; cherchez les aptitudes; dressez, dirigez, fortifiez, réprimez, mais étudiez surtout la conformation phrénologique de la tête, car elle seule peut vous donner les bases d'une bonne éducation. — Qui sera médecin? qui soldat? qui voyageur? etc. — C'est le seul moyen de produire des hommes distingués. Si ces principes n'étaient pas si souvent méconnus, vous ne rencontreriez pas dans toutes les carrières ces *médiocrités*, ces *nullités* qui les encombrent et les déshonorent.—Chez les adultes, le cerveau devient plus dense : c'est alors qu'il est permis de travailler cette matière que l'on a laissée se développer, se fortifier pendant l'enfance : qu'il faut présenter graduellement à l'esprit ces notions qui devront solliciter successivement l'exercice des organes, en s'adressant d'abord aux facultés de l'*éducabilité*, toutes logées à la base du front, au-dessus des orbites, en conformant toujours ses exigences à l'organisation cérébrale. Plus tard on sollicitera les facultés réflectives qui vous élèveront jusqu'aux idées les plus abstraites.—L'homme est éminemment perfectible : l'exercice développe les qualités, et ceux qui cultivent leurs facultés supérieures triompheront des instincts abrutissants qui tourmentent si puissamment ces grossières natures, qui ne cherchèrent jamais à déplacer l'énergie de leurs organes. (*)

Jusqu'à l'âge de quarante-cinq ans, la puissance du cerveau s'accroît, les connaissances se consolident, le jugement se fortifie, l'esprit s'éclaire. L'homme est alors à son apogée; il jouit de la plénitude de son être; c'est alors qu'il est réellement le roi de la nature: tout subit la

(*) Si je crois que l'intelligence doit commander aux instincts, les diriger, les subjuguer, je ne veux pas dire qu'elle le puisse toujours. — Il est, d'ailleurs, des êtres auxquels on ne saurait réellement rien demander de bon sans trop d'exigence. Leur organisation est défectueuse: ce sont des individus à front étroit et fuyant, et qui présentent cependant un grand développement du cerveau, au-dessus et en arrière de l'oreille. Sur ce front, il n'y a de place ni pour la *bienveillance* (n° 13), ni pour la *vénération* (n° 14), ni pour la *comparaison* (n° 34), mais vous verrez en relief les n°s 5, 6, 7, 8, et souvent le n° 1. J'ai connu une personne ainsi développée: elle intriguait, trompait, mentait, *rusait* avec une admirable adresse: c'était son élément; elle réussissait souvent. — Fallait-il condamner cette malheureuse? Non; mais il fallait l'étudier et se prémunir contre ses penchants. Elle n'avait que les instincts de la fouine et du renard; Dieu lui avait refusé les nobles attributs de l'humanité.

puissance de son génie. Mais lorsque l'âge avance, le cerveau se durcit, les vaisseaux sanguins se dilatent et compriment la matière cérébrale, les facultés s'obstruent, l'intelligence s'égare, l'homme décline jusqu'à ce que la mort vienne triompher enfin de la vie.

Cette différence de densité qui s'observe dans les âges se retrouve également dans les sexes. La fibre nerveuse de la femme est infiniment plus molle que celle de l'homme, d'où naît la différence des impressions, d'où découle encore cet autre précepte d'hygiène: éloignez tout ce qui peut exagérer cette sensibilité native, la fausser, la dépraver; fixez cette mobilité des émotions qui peut avoir de si funestes conséquences; cultivez ces facultés supérieures de l'intelligence que l'éducation laisse trop souvent sommeiller.— La femme est aujourd'hui l'égale, la compagne de l'homme: elle est plus, car le cœur de l'homme ne se développe complètement que lorsqu'il a rencontré la femme de son estime et de son affection, sentiments réservés dans leurs élans, durables dans leur enthousiasme, bien éloignés sans doute de ces passions fantastiques et romanesques qui brûlent le sang, bouleversent les sens, égarent l'imagination, dépravent l'intelligence, ne laissent que des ruines, et ne répugnent pas moins à la nature qu'à la morale.—La vraie morale n'a pas d'autre base que les lois de l'organisme, et l'organisme condamne ces extravagantes commotions auxquelles ne nous dispose que trop une vicieuse éducation.—

— Je ne m'attendais pas à cet accord de la Phrénologie avec la morale, se dit en lui-même M. L. C. Et moi qui avais dit que c'était une science *immorale !* que va-t-on penser de moi !... Mais je vais détourner la conversation.— *(Haut.)* Avec tout cela, on ne cause pas vite des bosses... Nous en occuperons-nous bientôt ?—

— Pas encore ce soir, car il se fait tard.... et je ne crois pas que nous ayons encore épuisé tous les préliminaires.—

Je repris alors mes détails anatomiques et dis

quelques mots sur les *hémisphères*, ces deux moitiés du viscère, séparés dans toute leur hauteur par une scissure profonde, dans laquelle est reçue un repli des enveloppes du cerveau, la grande *faux*. Les deux hémisphères ne sont pas toujours exactement symétriques : souvent l'un est plus fort que l'autre ; ce qui infirme l'opinion de Bichat : ce grand homme avait soutenu que leur inégalité de volume devait entraîner le désordre des facultés ; il fut lui-même une preuve du contraire, car son cerveau n'était pas symétrique.— J'indiquai seulement sur une *planche* anatomique les principaux organes de la base du cerveau, l'*arbre de vie* dans le cervelet, admirable distribution de la fibre nerveuse, le corps *calleux*, les *ventricules*, la *glande pinéale*, les couches *optiques*, les corps striés, etc.

EXPLICATION

DE LA PLANCHE N.° 3.

Base du cerveau; origine des nerfs.

A,A.— Lobes antérieurs du cerveau ;

B,B.— Lobes moyens ;

C,C.— Lobes postérieurs ;

D,D.— Extrémités de la *scissure profonde* qui sépare les deux hémisphères ;

E,E.— Scissure de sylvius, séparant le lobe antérieur du lobe moyen ;

F, F.— Face inférieure du cervelet ;

G,G.— Mésocéphale, protubérance annulaire ;

H,H — Moelle alongée, dont le cerveau n'est qu'une expansion ;

I.— Commissure, *entrecroisement* des nerfs optiques ; au-dessous, la *glande pinéale* ;

J,J.— Tubercules mamillaires.

Les n^{os} indiquent les nerfs qui naissent de l'encéphale.— 1, olfactifs ; 2, optiques ; 3, moteurs oculaires communs ; 4, pathétique ; 5, trijumeaux distribuant la sensibilité à la face ; 6, moteurs oculaires externes ; 7, facial présidant aux mouvements de la face ; 8, acoustique ; 10 glosso pharingien.

Les autres radicules que l'on aperçoit sur la moelle alongée appartiennent aux nerfs spinaux.

QUATRIÈME ENTRETIEN.

— Hier, dit Mme de G., vous nous avez donné, docteur, des détails suffisants sur la structure du cerveau, sur son anatomie; mais j'aurais voulu, moi, vous voir remonter aux causes premières de l'organisation, suivre son développement, discourir de la vie, du principe vital, nous montrer l'ame dirigeant tout, présidant à tout, réglant tout pour son *usage*, distribuant tout pour l'éternelle gloire du créateur. —

— Ces questions sont brûlantes, madame; qu'est-il besoin de les agiter? Observons les phénomènes de la vie, sans chercher à pénétrer des mystères encore impénétrables. — Chaque molécule de la matière dit à celui qui la contemple d'admirer, d'adorer la merveilleuse puissance qui a créé ces prodiges, qui a dicté les lois, établi les harmonies qui régissent tous les êtres. — Observons, admirons, aimons.—

— Est-ce que le docteur partagerait, dit M. de B., les préjugés des écoles? Serait-il comme ces psycologues anciens et modernes qui croiraient dégrader l'homme en joignant l'étude de l'organisation à celle de l'ame; qui s'offenseraient d'une comparaison avec les animaux *(M. L. C. rougit.)* dont ils peuvent chaque jour néanmoins constater l'intelligence et les passions; qui rougiraient d'apercevoir aucun rapport entre la respiration, la circulation, la génération des *végétaux* et nos fonctions? Ne serait-il pas plutôt comme ces anatomistes qui croient avoir soulevé le dernier voile de la nature, quand ils ont minutieusement décrit leurs mauvaises dissections? Croirait-il aussi que Dieu ait tracé à notre intelligence des limites infranchissables?—

— Non; ce n'est aucune de ces considérations qui me commande le silence; et ce n'est pas, d'ailleurs, un médecin qui pourrait consentir à étudier les corps sans leurs propriétés, ou les propriétés sans les corps. Il n'appartient qu'à des imaginations égarées de diviser ce qui n'est pas divisible : les facultés et les organes, c'est l'homme, —et la médecine est la science de l'homme, sain et malade, naissant et vieilli.—Malgré les entraves dont on l'a trop souvent entourée, la science marche: chacun de ses pas résout un problême; son histoire est glorieuse, et riche encore d'avenir; mais il est quelques secrets que Dieu semble s'être réservés. — A toute la matière sont inhérentes des propriétés impénétrables qui ne se manifestent que par leurs effets. Pour la nature inorganique, qu'est-ce que l'électricité, la calorique, la lumière? Pour la nature organique, qu'est-ce que la vie? La vie!... mystérieuse énigme qui défie la science depuis mille siècles, et que la science est encore impuissante à expliquer! Dans le plus simple des êtres organisés, dans la première ou la dernière des plantes, prenez la vie; suivez-là dans tous les gradins de cette immense échelle qui commence à un *fucus* (*) et finit à l'homme, et partout vous trouverez les mêmes difficultés; partout vous serez forcé d'avouer votre ignorance; et partout vous vous extasierez d'admiration.

Tout est merveille dans la création; et si l'habitude n'avait pas émoussé notre sensibilité, nous serions à chaque instant émus par tout ce qui nous entoure... La *vie* est une des formes de cette *unité universelle* qui agite toute la nature, unité dont le calorique, le magnétisme, la gravitation ne sont que d'autres formes, qui se manifeste dans un atôme aussi bien que dans l'infini, qu'il faut admirer sans la comprendre. Cette *force* qui pénètre tous les corps existe-t-elle indépendamment de la matière? Les différences qui nous frappent entre tous les êtres

(*) Varec, plante marine.

créés ne dépendent-elles que des différentes manières dont les rayons de l'unité se combinent avec les molécules matérielles?... qui le dira?

Mais suivez la vie, seulement chez nous... Un filament rouge qui palpite, une fibre blanche renflée à son extrémité supérieure: voilà les premiers rudiments de l'homme, le centre de la vie *nutritive* et le centre de la vie de *relation*, le cœur et le cerveau! Tels ils apparaissent quinze jours après la conception. Autour de ces linéaments déjà organisés et vivants, viennent successivement poindre toutes les autres parties du corps. « Rien n'est admirable comme ce développement, dit le professeur Velpeau. C'est une véritable végétation. La mâchoire inférieure, les membres croissent et proéminent, à la manière des bourgeons qui sortent d'une branche d'arbre.» *(Ovologie humaine.)*—Qui préside à tous ces phénomènes, à tous ces mystères de la reproduction? Qui donne la faculté de sentir et de se mouvoir? Qui fait battre le cœur? Qui dirige toutes les fonctions internes? Qui éveille les sens?

Qui donne au cerveau ses propriétés?.. La vie,— le principe vital, —l'ame— trois expressions qui désignent la même puissance, être de raison, principe unique de toutes nos fonctions: c'est l'inconnu, l'X de la physiologie; mais on ne doit pas l'isoler de l'étude de l'organisme,—

— Je croyais la médecine plus avancée, dit avec un sourire prétentieux et malin M. L. C., qui crut lancer une épigramme. Mais il ne faut pas trop lui demander à cette *pauvre* médecine... Peut-être pourra-t-elle nous dédommager en nous parlant un peu *plus positivement*, s'il vous plaît, des facultés du cerveau dont l'explication nous était depuis long-temps promise.—

— Très volontiers, mon *bon* M. L. C. Je tâcherai d'être assez clair et assez positif pour que vous me compreniez.... Pendant la grossesse, le cerveau de l'enfant ne perçoit que des sensations internes produites par l'action ou le développement des organes, ou du moins l'influence du monde extérieur, si elle existe, doit-elle être très peu active au milieu de ce fluide incompressible dans lequel le fœtus nage, et qui semble le soustraire à tous les stimulants du dehors. Cependant il se *nourrit*, il remue, s'agite et trépigne. C'est un besoin primitif, qui s'accroît à chaque instant, pour ne jamais cesser complètement. Voilà les premiers actes de la vie animale, spontanés, irréfléchis, excités par les impressions internes, fortifiés par l'habitude et la répétition.—Quand il est né, les corps environnants commencent à agir sur lui; ses sens reçoivent des stimulations qui leur étaient inconnues; les impressions externes s'allient aux impressions qui naissent de l'intérieur; elles se combinent, se modifient et déterminent des goûts, des penchants, des besoins, etc., qui ne s'étaient pas manifestés avant la naissance.— A mesure que l'enfant avance en âge, la prééminence des actes instinctifs diminue, mais ne s'efface jamais; de nouvelles facultés s'éveillent, se multiplient; et bientôt, devenu homme, il commence à péser ses actions, à s'interroger sur leurs motifs et leur but; il combine, coordonne ses perceptions; il en tire des corollaires; il les exprime par la parole, les représente par les arts, les perpétue par ses écrits. Le voilà réellement à l'apogée de sa puissance ; il règne sur la création ; royauté morale qu'il conquiert par la force de ses idées. Est-il une puissance physique capable d'aussi beaux résultats ? —

— Nous, qui ne sommes pas de bien vieille date initiés à la science, dit Mme de B., permettez-nous, docteur, d'insister sur certains détails que vous croiriez peut-être superflu de nous donner. Les savants causent trop souvent, comme s'il n'y avait pas d'ignorants. —

M. D. avait parfaitement compris l'analyse que je venais d'esquisser à grands traits ; il connaissait, d'ailleurs, la doctrine de Condillac, qui cadre, avec la Phrénologie, dans l'histoire des sensations, et qui n'a erré que dans les modes de transformation qu'elle admet : il se chargea de donner à Mme de G. les explications qu'elle désirait, et dit que lorsque les corps extérieurs agissaient sur nos sens, les nerfs stimulés transmettaient au cerveau les impressions reçues; que le cerveau les percevait; que cet acte se nommait, en philosophie, une sensation; mais que toutes les sensations n'avaient pas cette origine; que quelques-unes étaient suggérées par l'exercice des fonctions intérieures, et transmises par le nerf *grand sympathique* qui jouait un rôle si important dans les actes de la vie nutritive, dans quelques affections et même dans les passions : il ajouta que ces sensations étaient les seules qui se manifestassent chez le fœtus, dans le sein de sa mère; qu'elles ne pouvaient cesser qu'avec la vie, mais qu'elles s'exerçaient souvent sans que l'individu en fût averti, et que leur action influait beaucoup sur les déterminations. De là, dit-il, tant d'actes qui paraissent sans motifs et sans but. Il expliqua qu'il fallait admettre, par conséquent, deux sortes de sensations : 1° les internes, impulsions parties des entrailles; 2° les externes, perceptions du monde extérieur.— A ce qu'il venait de dire, j'ajoutai que ces dernières se subdivisaient elles-mêmes 1° en sensations *spéciales* qui ne s'exercent que dans certains organes, sous l'influence de certaines émanations des corps environnants; ainsi l'œil ne perçoit que la lumière, l'oreille les sons, etc.; 2° en sensations générales qui dérivent du tact, naissent de toutes les parties, même des organes spéciaux, comme l'œil, le nez, etc., et donnent les impressions de froid, de chaud, de sec, d'humide, etc. : ces deux ordres de sensations sont indépendants dans leur action : ainsi l'œil d'un aveugle est douloureusement affecté par le contact d'un irritant; chez un autre individu, la vue peut encore s'exercer lorsque la sensibilité de la peau est éteinte.—

— Je vais tracer de tout cela un petit tableau, dit Mme de G.; ce que l'on aperçoit d'un seul coup d'œil entre mieux dans la tête. La *sensation* est plus forte.

Voici :

SENSATIONS : Impressions transmises par les nerfs, perçues par le cerveau.	INTERNES.	Naissent des viscères ; s'exercent seules dans le fœtus.	
	EXTERNES.	Spéciales.	Lumière, œil, odeurs, nez; *etc.*
		Générales.	Froid, humide, chaud, sec, *ect.* douleur physique.

—Mais rien de cela, dit M. L. C., ne m'explique encore les différents actes de l'homme.—

— Non, sans doute ; la *sensation* est le premier élément de nos actions ; elle va déterminer les phénomènes secondaires qui les constituent ; elle n'est rien de plus ; elle n'est donc pas tout, comme l'ont dit quelques idéologues : elle ne réside pas dans les sens eux-mêmes, comme d'autres l'ont soutenu. C'est au cerveau qu'elle s'opère; c'est lui qui commande les différentes déterminations qu'elle sollicite.

Dès notre premier *entretien*, nous avons fait remarquer combien l'homme était inférieur aux autres animaux par ses sens. Si la philosophie de Condillac, que nous combattons en ce moment, était fondée, si tout était dans la *sensation*, et si la sensation elle-même s'opérait dans l'organe des sens, au lieu d'être à la tête de l'échelle zoologique, l'homme serait relegué aux derniers rangs des mammifères ; et de plus, les peuplades sauvages dont les sens sont si délicats, les enfants dont les nerfs sont comparativement si volumineux et les impressions si vives; les sauvages et les enfants seraient les êtres les plus intelligents de l'humanité. —

— Eh bien! je crois, moi, docteur, dit M. L. C., que tous les hommes bien organisés sont doués d'une égale aptitude à l'intelligence; qu'ils peuvent s'élever aux plus sublimes idées, s'ils veulent se donner la peine de *s'appliquer*; que les inégalités intellectuelles que nous observons tiennent à l'inégalité des sens, de la mémoire, de l'attention; que quand on veut, on peut. —

— Voyez comme il fait son article! chuchota Mme de G. aux oreilles de M. D. — M. L. C. a la bosse de l'*estime de soi*, ou je renie la Phrénologie! Il se croit bien organisé, — il a l'œil bon, — il ne retient pas mal de mots lus ou entendus, — il est capable d'une grande attention pour tout ce qui peut flatter son intérêt ou sa vanité; eh bien! dès qu'il le voudra, il n'a qu'à s'en donner la peine, il se réveillera, à son choix, Danton ou

Mirabeau, Bonaparte ou Cuvier.—

— Permis à vous, M. L. C., d'en rester à Helvétius... Je crois que Mme de G. vous réfutait tout de suite à l'oreille de M. D.... Après elle, j'aurais mauvaise grâce à vous répondre.—

—Docteur, vous êtes impitoyable, dit Mme de G.... Croyez, M. L. C., que je faisais une observation très inoffensive, et qui ne devrait pas empêcher le docteur de vous répondre. — Mais il se figure peut-être que la vérité saute tout de suite aux yeux de tout le monde.... il va vous parler encore d'inégalité de développement cérébral.... car, vous savez, c'est son fort ;— il en revient toujours à cette idée-là... il *s'y applique*.—

— Gall a formé des facultés vitales certains groupes qui les comprennent toutes. Ainsi :

1° Les *actes anatomiques*, qui ne s'exercent que par les propriétés des tissus vivants : tels sont les *mouvements du cœur, des instincts*, etc.;

2° Les *besoins*, qui concernent spécialement la conservation de l'individu : la faim, la soif, etc. ;

3° Les *instincts*, actes irréfléchis, mais exécutés cependant par des organes soumis à la volonté ;

4° Les *fonctions passives des sens* : la lumière frappe nos yeux, le son nos oreilles, souvent malgré nous ; nous les subissons ; nous sommes passifs ;

5° Les *fonctions actives des sens* : ce groupe comprend les sensations que nous cherchons nous-mêmes, dans un but déterminé. Nous écoutons la musique, nous regardons une fleur, nous touchons, etc. ;

6° Les *mouvements volontaires* ;

7° Les *penchants*, la source de nos sympathies et de nos antipathies ;

8° Les *aptitudes industrielles*, celle de l'araignée,

du castor, etc.;

9° Les *facultés de l'esprit;*

10° Les *qualités morales.*

Ces groupes comprennent tous les différents actes de la vie; mais en les examinant attentivement, il est facile de voir que l'on peut aisément simplifier et réduire ce cadre. Aussi la plupart des phrénologistes admettent-ils aujourd'hui seulement trois divisions:

1° Les penchants qui comprennent tous les actes qui servent à la conservation de l'individu, à celle de l'espèce: la digestion, la circulation, la génération, l'amour des petits, etc. Ils sont communs à tous les animaux, et beaucoup plus développés chez quelques-uns que chez l'homme. Ils logent à la partie postérieure et inférieure du crâne et sont colorés en jaune sur la tête-modèle de Spurzheim;

2° Les *sentiments*, instincts de la sociabilité, éléments de la civilisation, ils portent les hommes à se réunir : ils sont logés dans les parties moyennes et latérales du crâne, et peints en blanc sur le modèle ;

3° L'*intelligence*, qui comprend tous les organes de l'éducabilité correspondant au-dessus des orbites, peints en *rouge ;* et les organes de la réflexion, logés à la partie antérieure et supérieure du crâne, et comprenant spécialement l'*esprit philosophique*, la tendance vers les idées abstraites — marqués en bleu. —

A ces trois divisions, quelques-uns ont ajouté les mouvements : mais ils naissent de la réaction du cerveau sur les muscles, et ne sauraient former un ordre particulier des facultés cérébrales, car les *penchants*, les *sentiments*, l'*intelligence* peuvent indistinctement les exciter. La faim, la soif, le besoin de respirer commandent des mouvements : ce sont les sentiments qui nous font nous approcher ou nous éloigner des corps extérieurs suivant les jouissances qu'ils nous promettent ou la répulsion qu'ils nous inspirent ; les facultés intellectuelles déterminent aussi un très grand nombre de mouvements relatifs à l'éducation; elles dirigent la main du peintre, du musicien, les jambes du danseur, etc.

L'énergie des facultés est généralement en rapport avec le développement de la partie du cerveau qui leur correspond. Cette vérité est fondamentale; elle n'est contestée par aucun de ceux qui se livrent à une étude sérieuse et approfondie; et si elle pouvait être renversée, il faudrait s'empresser de reconnaître que la Phrénologie serait une science illusoire, ou mieux qu'elle n'existerait pas. Mais tout la confirme, l'examen des animaux et l'examen de l'homme. Simple au pied de l'échelle, l'existence se complique à mesure que l'on arrive à des êtres placés sur des gradins plus élevés. Dans les espèces inférieures, vous ne trouverez que des instincts, développés à des degrés divers; dans les reptiles, vous verrez poindre quelques sentiments; les oiseaux vous présenteront des actes évidemment dictés par l'intelligence; cette faculté sera plus développée dans les mammifères; elle formera le principal caractère de l'humanité. Aussi comparez le cerveau de l'homme avec celui de l'animal qui s'en approche le plus, de l'orang-outang. Quel contraste! Comparez ensuite le front d'un idiot avec le beau front de Gall. Contraste aussi grand ! Comparez la partie postérieure du crâne d'un Newton dont l'intelligence a toujours étouffé les instincts avec celle de ce Néron, qui salissait la pourpre impériale dans de fangeuses voluptés, et vous verrez !...—

— Ainsi vous ne doutez pas, docteur, que le volume ne soit constamment une mesure de puissance?—

— Je serais loin de me prononcer d'une manière aussi absolue. Rappelez-vous, au surplus, ce que nous avons déjà dit sur la vigueur et l'énergie de certains individus. Le cerveau n'échappe pas plus que les autres organes aux lois qui régissent la constitution et les tempéraments. Il participe chez l'homme *sanguin* de toute l'énergie des autres systèmes: il est actif et bouillant; il n'engendre que des facultés brillantes, mais rapides comme la foudre. L'imagination est vive, les idées riantes, l'exaltation facile, le jugement prompt pour ces êtres privilégiés auxquels la nature a prodigué la beauté des formes, le vermeil du teint, la douceur et l'éclat du regard, les avantages de la taille et tous les attributs de la santé : tels étaient Antinoüs, Alcibiade, Henri IV, le maréchal de Richelieu, Mirabeau, etc., tous hardis, audacieux, passionnés, gais, spirituels. La douleur semble n'avoir jamais troublé ces heureuses physionomies, et lorsque quelque sentiment profond, exalté, malheureux, comme ils sont susceptibles d'en éprouver, vient troubler leurs joies, c'est un étrange spectacle que de voir les sillons creusés par les orages du cœur sur ces visages qui semblaient ne s'être épanouis que pour le bonheur.

Chez les sujets *nerveux*, à formes grêles et sèches, le cerveau jouit d'une susceptibilité facile à émouvoir : c'est à cette classe qu'appartiennent ces femmes capricieuses, irascibles, absolues, mécontentes qui peuplent les salons.

Ces hommes aux cheveux noirs, au teint bronzé, aux formes sèches, aux traits fortement accentués, dont les passions sont violentes, les mouvements brusques, le caractère inflexible, le courage *effrayant*, l'ambition insatiable, ce sont des *tempéraments bilieux*, l'admiration ou l'effroi du monde: Tibère, Louis XI, Mahomet, Cromwell, Charles de Suède, Marat, Bonaparte.

En contraste, voyez ces individus dont les cheveux sont blonds, la peau blanche, les yeux bleus, les chairs molles, les formes arrondies. Leur cerveau languit comme tous les autres systèmes; ils ne se donnent la peine ni de penser, ni de se mouvoir. Indifférents, insouciants, ils s'endorment dans leur apathie, et se concilient tout le monde, incapables de nuire à personne: ils vivent et meurent dans leur *coin*: c'est le tempérament *lyphatique*, où prédominent les *humeurs*.

Il est des hommes à cheveux blonds, à fibre lâche, qui sont aussi nerveux. Ceux-là sont doués d'une grande sensibilité physique, et l'avenir peut leur garder de la gloire.

On rencontre rarement des tempéraments aussi bien dessinés que nous venons de le supposer; tous s'éloignent quelque peu de ce type idéal; ordinairement ils se combinent, se modifient, et produisent les tempéraments *mixtes*; le cerveau participe aussi à toutes ces influences. — Et mieux, pourquoi ne les produirait-il pas, lui, le roi de l'organisme? Pourquoi ne serait-ce pas lui qui leur imprimerait les différences que nous observons? Lui qui préside à toutes les évolutions de la vie, à toutes les phases de développement, ne doit-il pas donner aux autres organes son propre caractère, tantôt sanguin, tantôt nerveux, etc.?— J'aurais une grande tendance à le croire; mais la Phrénologie doit s'interdire les hypothèses. Elle s'arrête où cesse l'observation rigoureuse des faits. Et, d'ailleurs, qu'importent ces questions pour le phrénologiste? Ne lui suffit-il pas d'observer que la *constitution*, soit qu'on la reçoive de la nature, soit que le cerveau la dirige, modifie puissamment les idées?

Les hommes qui exercent fréquemment leurs facultés leur impriment une énergie très considérable. A peine est-il nécessaire d'indiquer cette vérité presque triviale : l'*habitude perfectionne*.

Disons maintenant que la Phrénologie n'a pas à s'occuper spécialement du volume *absolu* du cerveau, de sa masse totale : au contraire, c'est le volume relatif, c'est l'étendue des *bosses* qu'elle doit apprécier. Telle faculté, soit intellectuelle, soit instinctive, peut être très énergique dans une petite tête, parce que la protubérance qui lui correspond sera très développée. De même, peut-on avoir d'assez belles dimensions cérébrales, et ne présenter cependant aucune faculté saillante, parce qu'il y a entre tous les organes un juste rapport, un parfait équilibre, une complète harmonie : les hommes ainsi conformés sont propres à tout, et ne se distinguent en rien. La Phrénologie est donc une science de comparaison ; elle ne pourrait, sans se hasarder, prononcer de prime-abord sur une tête ; il faut que les organes soient étudiés, mesurés isolément, comparés entr'eux, parce que tels sont *adjuvants* d'une fonction, tels *correctifs*.—

— Nous conclurons de ceci, dit le provincial : 1° que l'énergie n'est pas toujours en rapport avec le volume, mais que, règle générale, ce rapport existe : Ainsi un rustre pourrait avoir la tête plus grosse que Francklin, et n'en pas moins être rustre.— Ce fait serait exceptionnel;

2° Que la Phrénologie se préoccupe moins du volume général que du volume partiel. Un meurtrier qui présentera beaucoup de développement aux organes de la *destructivité*, des passions brutales, pourrait avoir la tête plus grosse que Benjamin Constant: chez l'un, c'est le front; chez l'autre, c'est le voisinage de l'oreille qui sont en relief;

3° Qu'il ne faut jamais conclure de l'examen d'un seul organe: tel qui a la bosse de l'*amativité* saillante peut vivre dans la continence, parce qu'il aura des sentiments moraux et des facultés intellectuelles très développés.—

— Vous avez déjà voulu, docteur, nous rassurer contre cette espèce de *fatalisme* que semble prêcher la Phrénologie. Elle nous désigne des *bosses* pour le crime, des *bosses* pour la vertu. Eh bien! malgré tout ce que vous avez dit, je trouve encore qu'elle conduit au fatalisme.—

— Nous sommes convenus que tout ce qui entourait l'homme physiquement et moralement modifiait ses idées; que l'intelligence devait dominer les instincts; que le *libre arbitre* existait, mais relativement. J'ajouterai, pour répondre à ce nouveau reproche que vous nous adressez à tort, que toutes nos fonctions concourent à l'unité; que la nature ne saurait nous en avoir dotés sans un but louable; que les penchants appelés *mauvais* sont cependant l'origine fréquente d'impulsions nobles, quand ils n'étouffent pas la raison: ainsi le sentiment de la propriété, la vertu militaire, etc., ont leur source dans les régions amiculaires ; que d'autres fois, les instincts deviennent les instruments des facultés intellectuelles, qui, par conséquent, n'inspirent pas toujours la vertu. Ainsi l'on voit souvent l'exaltation pour quelques principes, éveiller des sentiments de destruction et de vengeance, et armer la main d'un poignard fanatique. Voilà l'histoire de tous ces régicides, ces parricides, ces fratricides, ces homicides, ces suicides qui obéirent à des idées exagérées de religion ou de politique pendant nos guerres intestines. (*Vénération*, n° 14.)

Toutes les philosophies, toutes les métaphysiques, depuis Zoroastre, reconnaissent en nous une *dualité* de principes, l'un du bien, l'autre du mal, *Oromase* et Arimane, l'esprit et la matière, l'ame et les sens, etc. Ils luttent constamment, se disputant l'empire de nos actions.— Il est un axiome également vrai en physique et en morale. *Deux forces contraires se neutralisent ou se modifient en se combinant, et produisent une force nouvelle.* Voilà l'invariable histoire de l'homme.

Sa vie est un combat où la vertu faillit queqluefois. Zoroastre et ses successeurs ont eu tort de personnifier ces deux principes. Ils sont dans notre organisation ; c'est notre organisation elle-même. Ils appartiennent donc à l'histoire de notre vie, de nos facultés. La Phrénologie nous montre leur siége.

— Demain nous reprendrons nos *entretiens*, car, mon cher docteur, je vois le front de M. L. C. se plisser d'ennui. Il ne vous répond plus, lui, l'ame de la discussion.—

— A demain, dit M. L. C. d'un air important.

— A demain, répéta-t-on en écho.—

CINQUIÈME ENTRETIEN.

M. DE B....— Depuis que nous nous occupons de Phrénologie, je cherche partout, docteur, les objections que l'on a pu faire à cette science, parce que toute doctrine qui cherche à s'établir doit au moins fournir les raisons de son existence, les preuves de sa vitalité. Je suis sûr de vous trouver toujours prêt à défendre la Phrénologie, et ne viens pas, au surplus, l'attaquer. J'avouerai même que je vois avec regret toute objection capable d'ébranler ma confiance naissante, et je désire sur le champ l'éclaircir; je serais fâché de voir faillir ce système, qui m'intéresse beaucoup, sans me passionner encore. — Les discussions précédentes ont rassuré mes scrupules. Vous savez admirer les merveilles de la création; vous proclamez la puissance infinie du créateur; vous reconnaissez l'ame, principe pur, éthéré, divin; votre doctrine me semble même préférable à celle de ces soi-disant spiritualistes qui prétendent analyser ce qui n'est pas composé, diviser ce qui n'est pas divisible, et vont toujours chercher, pour un principe immatériel, des points matériels de comparaison. Vous ne voulez point séparer l'ame du corps dans votre étude de l'homme, car ce rayon de l'unité universelle, de Dieu, qui nous pénètre, ne peut, dites-vous, se manifester que par l'exercice de nos organes qui succombent dès que ce souffle vital les abandonne. — Vos principes donnent des idées plus nettes de la vertu;— ils nous apprennent à nous connaître nous-mêmes, à juger les autres avec moins de sévérité, à nous affranchir de ces préjugés scolastiques qui voudraient soumettre tous les hommes au même laminoir;—ils facilitent la réforme des lois qu'il faut toutes fonder sur l'organisme, car, vous l'avez dit, la science de la morale, c'est la science de l'organisme: les peuples ne peuvent être heureux, les empires durables que lorsque le législateur conforme toutes ses décisions aux besoins de la nature.—Rien ne répugne à mes croyances de chrétien.... Mais la Phrénologie n'a pas encore vaincu: les objections m'embarrassent, quoique vous en ayez éclairci plusieurs... J'entends souvent causer des sinus frontaux....—

M. L. C.—Qu'est-ce que c'est que ça, les sinus frontaux?—

LE DOCTEUR.— Ce sont des cavités qui se développent dans l'os du front, au-dessus des orbites, sous les sourcils. Jusqu'à l'âge de douze ans, elles n'existent pas encore, et les organes qui leur correspondent sont très énergiques chez l'enfant, (22-23-24-25.) Plus tard, les lames de l'os s'écartent, le sinus se dessine et s'étend même plus loin, à mesure que l'âge avance: ce développement pourrait induire en erreur, ne craignons pas de l'avouer. On peut presque toujours néanmoins, chez les enfants surtout et même chez les adultes, conclure de la fonction par le volume de la *bosse*; mais je crois qu'il serait prudent de s'en abstenir chez les vieillards. — Au reste, c'est de la prudence, de l'extrême prudence, car l'erreur ne serait que de quelques millimètres, sur des organes très secondaires: *coloris, pesanteur*, etc. D'ailleurs il n'y a jamais de dépression sur la lame interne du *sinus*; le cerveau ne peut donc être refoulé. Et ne savons-nous pas, au surplus, qu'il est positivement démontré que les os se moulent toujours sur la masse nerveuse? Puis, une remarque a été faite, qui doit satisfaire les esprits les plus rigoristes: du point où le *sinus* commence à saillir, tirez une ligne jusqu'au sourcil; au-dessus ou en dehors, vous aurez la mesure du *sinus*. Cette remarque appartient à M. Dumoutier.... Je ne la crois pas indispensable pour rassurer sur la Phrénologie.—

LE COMTE DE B.—Quelques physiologistes n'ont-ils pas prétendu que le cerveau ne remplissait pas toujours exactement le crâne, surtout chez les vieillards?—

LE DOCTEUR. — Gall s'est chargé de leur répondre. « A cette époque de la vie, a-t-il dit, dans toutes les parties du corps, les nerfs se rapetissent; les circonvolutions cérébrales se rétrécissent et s'affaissent..... les anfractuosités s'agrandissent.... mais la table interne de l'os suit la même progression.... elle continue à se mouler exactement sur les circonvolutions; il ne se fait pas de vide. La table externe reste la même.... une substance spongieuse se dépose dans l'écartement des deux lames: aussi les os des vieillards sont-ils plus épais.... ce fait ne peut plus être contesté.» *(Gall, passim.)* La crapule, la misère, le jeûne exagéré, la mauvaise alimentation, et trop souvent l'éducation, produisent les mêmes effets que la vieillesse.—

M. L. C.— On m'a cité, à moi, un fait dans

lequel la surface interne de l'os présentait une saillie correspondant à la surface externe, et qui devrait, par conséquent, détruire les bases prétentieuses de la Phrénologie.—

LE DOCTEUR.— Ce sont là des cas exceptionnels et qui ne peuvent se rencontrer, d'ailleurs, que chez les vieillards et dans quelques maladies.

M. L. C.— Peste! Il vous faut des hommes d'élite! vous éliminez plus de la moitié du genre humain! Vous repoussez les enfants et les vieillards?— Vous n'admettez que les adultes!— et sains encore!...

LE DOCTEUR.— Nous ne repoussons personne. La Phrénologie est, au contraire, très applicable à tous, mais c'est toujours l'adulte que l'on prend pour sujet d'études. Cette méthode est, du reste, celle que l'on suit pour toutes les sciences naturelles: ce n'est ni dans un enfant, ni dans un vieillard, ni dans un malade, que le physiologiste étudie la digestion et les autres fonctions: l'adulte est le *type* auquel on compare les autres individus. De même pour la botanique : ce n'est ni dans une plante naissante, ni dans une plante décrépite que l'on cherche les caractères propres à l'*espèce*, au *genre*, à la *famille*. Les lois de la vie sont fugaces et variables : c'est lorsque les êtres organisés jouissent du *summum* de leurs facultés que l'on doit les choisir pour premiers éléments d'études. On note ensuite les différences qu'impriment les âges, les sexes, les tempéraments, et ces mille autres influences auxquelles l'homme ne peut se soustraire, et dont l'empire est si puissant sur lui.—

M.me DE G.— Je crains, moi, docteur, que vous ne donniez trop d'importance au cerveau, ce roi des organes, comme vous vous plaisez à le répéter. Est-ce que tout n'est pas solidaire dans la machine humaine?. . Tout se lie, s'enchaîne, se soutient, dans l'organisation, nous avez-vous dit maintes fois. Le cœur, le poumon, n'ont-ils pas leur importance? Ne pourraient-ils pas disputer au cerveau ce sceptre dont vous le gratifiez?—

LE DOCTEUR.—Tous les actes de la vie signalent la prééminence du cerveau : c'est à lui que sont dévolues les plus nobles facultés.—

M. D.— Mais j'ai lu cependant que quelques enfants, nés sans cerveau, avaient crié, respiré, tété même, pendant plusieurs jours.—

LE DOCTEUR.—Lorsque l'enfant vit aux dépens de sa mère, pendant la gestation, l'encéphale n'est pas indispensable à son existence; mais celui qui en serait absolument privé ne pourrait survivre à sa naissance. Dans les cas que vous citez, la partie centrale du cerveau ne manquait pas, seulement ce viscère n'avait pas reçu son entier développement; *il péchait par défaut*, comme disent les anatomistes. Du reste, le cerveau n'échappe pas plus que les autres organes aux *monstruosités*. Quelques-unes de ses parties peuvent s'arrêter dans leur évolution, et cela à des degrés très variés. Alors les facultés qui correspondent à ces parties n'existeront pas, si les organes manquent, existeront à des degrés divers, en subissant toujours la proportion du volume. Tout ceci rentre dans les principes fondamentaux de la science: *Les facultés sont en rapport avec les organes.— Où la structure diffère, les facultés diffèrent;— où l'organe manque, point de fonctions.*—

M. D.—Mais cette multiplicité d'organes secondaires que vous admettez dans le cerveau ne nuirait-elle pas à l'unité du *moi?*—

LE DOCTEUR.— Ceux qui ont fait à la Phrénologie ce reproche ont parlé sans réflexion.— Nuit-on plus à l'unité du *moi*, en divisant les facultés de l'homme comme l'ont fait Gall et Spurzheim, qu'en admettant l'*entendement*, la *volonté*, la *mémoire*, qui sont, sans doute, bien aussi d'autres divisions des attributs de l'ame? *Moi!*.... mais c'est l'ensemble de mes facultés.— C'est l'instinct, le sentiment, l'intellect, les fonctions viscérales; — c'est tout; — c'est ma vie.— Le sentiment du *moi* ne saurait donc être indépendant de tout l'organisme? — Il n'y a donc pas d'organe central, d'organe particulier pour le *moi*. Gall se moquait d'un de ses élèves qui prétendait l'avoir découvert.— *La perception de nous-mêmes se fait d'après les mêmes lois que la perception des autres.... Je défie qu'on me montre un homme privé de ses sens qui sache se distinguer au milieu de la nature.* (Broussais, *cours de Phrénologie.*) —Ce sentiment du *moi* est un phénomène de réflexion et de comparaison qui n'a point de siége spécial : il appartient aux facultés de l'intelligence. Nous ne nous connaissons qu'en appréciant les rapports qui existent entre nous et les autres corps.—

Mme DE G.— Tout cela me paraît d'une évidence sensible.—

M. L. C.— Mais, mon cher, vous avez vous-même détruit votre Phrénologie, en nous disant un de ces jours qu'un rustre pourrait avoir la tête plus grosse que Francklin; que celle d'un assassin vulgaire pourrait être plus grosse que la tête d'un homme d'élite.—

LE DOCTEUR.— Sans doute, je l'ai dit, et ne me retracte pas.... Je reconnaissais par cet aveu l'influence de tout ce qui peut modifier les facultés de l'homme, dans sa période d'accroissement, de l'éducation surtout : elle ne saurait, sans doute, suppléer au défaut d'organisation, mais elle peut imprimer au cerveau de l'énergie, de l'activité.—

M. L. C.— Ah! monsieur le docteur, je vous prends en contradiction flagrante.... N'est-ce pas vous qui avez si bien crié dernièrement contre l'éducation...?

LE DOCTEUR.— Non ; pas contre l'éducation, mais contre la manière dont on la dirigeait. J'ai trouvé ridicule que l'on nous tînt pendant dix années de notre vie à balbutier du grec et du latin ; que l'on nous clouât sur des bancs pour apprendre des langues que personne ne parle ; pour nous enseigner des mœurs que des *enfants* devraient toujours ignorer.—

M. L. C.—Oh! la morale ancienne est pourtant sublime!—

LE DOCTEUR. — J'aimerais mieux que mon fils ignorât toujours les moralistes anciens, quoique quelques-uns soient, en effet, très purs, que de le voir procéder à l'étude de leurs doctrines par des morceaux comme le

Formosum pastor Corydon ardebat Alexim,
Delicias domini, etc.

commes quelques chants de l'Enéïde, comme les odes d'Horace à la brune Lelagé, au blond Ligurinus, comme les œuvres d'Ovide, de Catulle, qui sont cependant des livres très *classiques*. —

M. L. C. — Mais c'est pour nous apprendre à les exécrer que l'on nous montre les vices de ces époques.... —

LE DOCTEUR. — Oh! elles sont si belles ces peintures! ils sont si séduisants ces tableaux que vous voudriez nous faire maudire! Ils éveillent tant et de si riantes idées dans ces jeunes cerveaux où commencent à poindre déjà des instincts et des sentiments, calmes d'abord, mais bientôt impérieux, absolus! Ils inspirent de si poétiques rêveries dans ces jeunes imaginations qui n'aperçoivent le monde qu'à travers les prismes enchantés de l'illusion!... Croyez-moi, monsieur, n'élevez pas ainsi vos enfants. Que pourriez-vous dire pour effacer ces séduisantes impressions! Vos discours ne pourraient s'adresser qu'à la raison et à l'intelligence, et ces nobles facultés dorment encore dans les premières années de la jeunesse, tandis que des sens puissants sont éveillés et poursuivent toujours une imagination facile à émouvoir. — Voyez, c'est en phrénologiste que je parle... L'homme ne naît pas vertueux; il le devient: c'est le triomphe de l'ame sur la matière, des facultés de la *cohibition* (*) sur les instincts, triomphe facile pour quelques natures privilégiées, difficile, impossible pour d'autres. —

(*) Ce mot est heureux, quoiqu'il ne soit pas académique; il dérive du verbe latin *cohibere*, empêcher: il exprime parfaitement le rôle repressif de l'intelligence.

M. DE B.— Mais vous répudiez ainsi l'histoire, docteur?—

LE DOCTEUR. — Nullement; mais l'histoire devrait être le complément de l'éducation; — et d'ailleurs, pourquoi vous nourrir de Rome, de Sparte, d'Athènes, qui n'ont rien de commun avec nous, lorsque l'on vous laisse ignorer votre pays; lorsque les intérêts sacrés de la patrie et sa propre histoire passent bien loin après les langues mortes. Elles sont belles et harmonieuses sans doute, ces langues, mais il faudrait les garder comme les accessoires de l'éducation, au lieu d'en faire la plus importante partie. Elles s'apprendraient bien plus facilement lorsque l'intelligence aurait été déjà cultivée par l'étude des intérêts directs de notre société. Madame du Châtelet, à l'âge de vingt ans, apprit à parler très correctement le latin en peu de mois, tandis qu'il faut à des enfants dix années pour apprendre à balbutier quelques mots d'un grec et d'un latin de cuisine.— Et qu'est-ce que cette éducation, la même pour tous, lorsque l'organisation diffère chez tous?... Chez celui-ci, c'est telle faculté; chez celui-là, c'en est une autre qu'il faudrait cultiver, tandis que votre méthode est uniforme pour le médecin, le métaphysicien, le poète, l'industriel, le mathématicien... Étudiez la conformation phrénologique de la tête... elle vous guidera sûrement. Il sera prêtre celui qui portera en relief les bosses de la théosophie, avec un petit développement de la partie postérieure du crâne; il sera diplomate et magistrat celui qui montrera les bosses de la circonspection avec un front développé; il sera soldat celui qui aura les régions de l'oreille saillantes, etc.—Subordonnez l'éducation à ces données phrénologiques.—Cette idée, que l'on semble aujourd'hui caresser avec bonheur, l'idée de faire de tous les hommes des *encyclopédies vivantes*, peuplera le monde de médiocrités. *Il faut que chacun apprenne de bonne heure ce qui peut le faire réussir dans la profession à laquelle il est destiné. Les langues anciennes viendraient ensuite, avec les notions générales dont tout homme doit posséder les éléments.*—

M. D.— Je suis de ceux qui croient que quelques philosophes ont singulièrement exagéré l'importance de l'éducation. L'homme vraiment supérieur se révèle toujours. On ne peut que perfectionner ses qualités. D'une tête mal développée, les meilleurs précepteurs ne feront jamais rien. Où Dieu n'a pas mis d'organes, l'homme ne saurait mettre de facultés; mais celui que la nature a marqué du sceau du génie surgira toujours de la foule, sans éducation et quelquefois malgré l'éducation qui pourrait fausser ses dispositions.—

LE DOCTEUR.— Si j'ai signalé les erreurs de l'éducation, j'ai aussi proclamé son immense influence sur la nature de nos idées. Vous me verrez toujours prêt à la défendre dès qu'on l'attaquera. La plupart des hommes sont comme des singes: ils n'agissent que par imitation. La fable des moutons de Panurge est l'éternelle histoire de l'immense majorité des humains. Il est donc très important de ne leur offrir que de beaux exemples. Il faut aussi cultiver la puissance repressive de l'intelligence, l'accoutumer à subjuguer les instincts, à diriger nos actions, à réformer nos habitudes blamables, à fonder les mœurs... Voulez-vous un exemple de ce que peut l'éducation?—Des peuples anthropophages, de temps immémorial tourmentés par l'appétit de la chair humaine, ont été corrigés de leurs barbares usages par des missionnaires chrétiens, ces apôtres de la religion et de l'humanité. (*)

Voulez-vous une autre preuve des bienfaits de l'éducation? Voyez avec quelle rapidité se propagent les grandes idées! Voyez comme les inspirations du génie savent remuer les ames! Chaque siècle, chaque nation a son cachet, a sa vie; et cette vie, c'est une idée, c'est un nom qui la représentent; et cette idée rayonne comme l'éclair. Visitez par la pensée cet Orient *où se lèvent tous les soleils*, ces vastes empires de

(*) Rapport officiel sur le voyage scientifique des corvettes l'*Astrolabe* et la *Zélée*, voyage qui a fourni tant de documents précieux à la Phrénologie.

l'Inde, de la Chine, de la Perse, de l'Égypte, dont les livres sacrés vous diront les premiers jours du monde, ces pays qui nous ont donné la civilisation, Jésus et l'Évangile; qui croupissent aujourd'hui sous les chaînes stupéfiantes du fatalisme, et qui recevront, à leur tour, de l'Occident quelque principe vivifiant. Quelle fut puissante la secte des Brames! Ils fondèrent un pouvoir si bien établi, que depuis trente siècles il gouverne 200,000,000 d'hommes qui le subissent sans examen! Voilà la théocratie, despotisme sacerdotal qui s'exerce au nom de Dieu. Voici l'anarchie, despotisme de quelques individus et de quelques nations qui s'exerce par la Force. Visitez les républiques de la Grèce... Voyez ensuite cette orgueilleuse cité qui enchaînait des rois à ses chars de triomphe; qui traitait de *barbare* tout ce qui n'était pas Romain; qui dissimulait sa tyrannie sous le nom de *république*; qui semblait dire: Pour moi la *liberté*, avec toutes ses douceurs; pour les autres des fers serrés et rivés. Devant elle, l'univers se taisait d'étonnement et d'effroi... Mais d'où vient que cette puissance formidable tremble sur ses bases, qui semblaient si solides ?... Elle a vu le Christianisme portant dans sa gauche les tables de Moïse, dans sa droite l'étendard de Jésus, sur lequel elle a lu :

Il n'y a qu'un Dieu — les hommes sont libres — les hommes sont égaux — les hommes sont frères. — Malheur à celui qui voudra opprimer ses frères, car il offensera Dieu, son père!

Devant ces paroles, si simples et si sublimes de l'Évangile, s'est écroulée cette puissance dissolue qui imposait au monde le joug de ses vices, et traitait les hommes comme un vil bétail.

Marchez pas à pas avec la civilisation. Elle avance sans s'arrêter, semant çà et là quelques jalons pour indiquer son passage, et promettant à l'avenir, le règne de l'intelligence, lorsque l'intelligence aura fondé le règne de la vertu. Dans cette marche, l'éducation peut seule vous diriger ; elle vous dira tous les noms, toutes les doctrines, depuis les Brachmanes jusqu'à Fourier, et vous pourrez juger, comparer, profiter.

Il suffit d'une étincelle pour allumer un incendie; il suffit d'une *idée* pour changer la face du monde. — C'est dans Xénophon que les *économistes* modernes se sont inspirés pour enseigner aux simples citoyens la manière d'enrichir une famille de ce bien-être matériel vers lequel tous soupirent; aux puissants ce qu'il faut faire pour gouverner, enrichir et perfectionner les peuples. Quelques lignes de Bacon révélèrent à Grotius ses belles doctrines sur le *droit naturel* qui doit replacer un jour la justice sur ses bases éternelles: l'amour de Dieu, le dévouement aux hommes...

Je ne vous lasserai pas par d'autres exemples: ceux-là doivent suffire pour vous montrer comment une idée s'enchaîne à une idée, et combien est importante l'éducation qui nous permet de fouiller toujours les richesses du monde ancien et les richesses du monde moderne; qui nous montre dans un seul tableau cet arbre immense des connaissances humaines dont chacun doit s'approprier une branche qu'il taillera, dirigera, fertilisera, arbre de vie, arbre de mort, qui produit tout le bien et tout le mal qui règne sur la terre. —

M. DE B.— Permettez-moi, à mon tour, une simple observation sur l'éducation... Je voudrais que l'on présentât graduellement à l'esprit de l'élève les objets dont on veut l'entretenir, au lieu de commencer par des définitions et des abstractions qui l'endorment...... On devrait s'adresser à ses facultés intellectuelles, et faire en sorte qu'il s'instruisît lui-même, qu'il aperçut spontanément les rapports et les différences de tout ce que l'on veut lui faire apprendre. Il ne faudrait qu'un mot pour éveiller une idée, et le précepteur saisirait cette idée pour en susciter une autre... Voici le fait qui me suggère cette observation.— Un jour, j'assistais, par hasard, à un cours de chimie. On parlait de l'oxygène... L'oxygène! qu'était-ce? On fit de belles phrases sur l'oxygène *découvert par Priestley, en 1774, très répandu dans la nature, dégagé par les végétaux, respiré par les animaux, indispensable à la vie*, etc. On dit beaucoup d'autres choses... et je m'endormis. Une heure après, je me réveillai.. On venait de faire une expérience: on avait obtenu l'oxyègne. Je me dis alors que si l'on avait commencé par me *montrer* ce gaz, au lieu de discourir sur ses qualités physiques et chimiques, je les aurais moi-même devinées..... et jamais oubliées, tandis que je venais de *ronfler*.—

LE DOCTEUR.— Je me rappelle que pendant nos études au collége, notre aimé professeur d'histoire naturelle nous causa pendant deux heures sur la circulation et la respiration des animaux. Chacun de nous se forma les idées les plus bizarres, les plus fantasques sur le cœur et le poumon, tandis que si on nous les avait montrés, tout eût été admirablement compris. Que de peine n'a-t-on pas plus tard à rectifier ces premières et funestes impressions. (*)

(*) Un fort bon homme, maître Adam, professeur de philosophie à Caen, se glorifiait beaucoup d'avoir eu pour disciples Laplace et

M.me DE G. — Il serait bien intéressant pour nous, docteur, de vous voir établir la concordance de la Phrénologie avec les divers systèmes de philosophie qui ont régné tour à tour. —

LE DOCTEUR. — Un de mes amis a dit avec une profonde vérité: « La faiblesse humaine succombe devant une entreprise qui suppose d'un côté la connaissance de toute la philosophie antique, de l'autre celle de toute la philosophie moderne; » (*) et cela, d'ailleurs, me fût-il possible, — car il ne faut pas désespérer de le faire quelque jour, — nous entraînerait dans de fort longues digressions. Et M. L. C. est si impatient de connaître ses *bosses* ! —

Vicq-d'Azyr. — Notre immortel compatriote (Vicq-d'Azyr *naquit à Valognes en 1748, et sera toujours cité parmi les noms les plus glorieux de la science*,) répétait souvent: « M. Adam ne sait pas combien nous nous sommes donné de peine pour oublier ce qu'il nous a appris. »

(*) M. J. Menant, de Cherbourg. *Compte-rendu* des leçons de M. le professeur Charma, travail qui fait désirer vivement l'important ouvrage que va, sous peu de temps, publier ce jeune auteur.

M. L. C., *se tâtant le sommet de la tête.*—Toutes les bosses que l'on rencontre sur le crâne ont-elles une valeur phrénologique? —Ah! si je vous demande cela, ce n'est pas que je croie à la Phrénologie.... *(Tout le monde sourit.)* mais.... au contraire.... simple curiosité.—

LE DOCTEUR.—Non; derrière les oreilles, les *apophyses mastoïdes*; à la nuque, la *crête occipitale*; sur le front, le *sillon de la ligne médiane* ne fournissent point d'indications; — ils correspondent à des *sinus veineux.*—

M. DE B.— Je désirais depuis long-temps vous demander, docteur, quelques détails anatomiques sur le crâne : aurez-vous l'obligeance de ne pas nous les refuser ?—

J'indiquai sur une planche anatomique les parties les plus importantes à connaître pour un phrénologiste, et j'ajoutai quelques détails que je crus intéressants sur le développement du crâne.— Dans l'embryon, dès qu'il est susceptible d'être observé, le crâne se présente sous forme d'une membrane mince, blanchâtre, dans laquelle naissent peu à peu, d'abord à la base, puis sur l'endroit qui sera le centre des os, des points épais, isolés, séparés par des espaces membraneux qui diminuent de jour en jour jusqu'à la complète ossification. De ces points osseux, rayonnent inégalement, en divergeant vers la circonférence, de petites dentelures qui, rencontrant celles du côté opposé, s'entrecroiseront avec elles pour former les *sutures*. Ces rayons ne parviennent que plus tard aux angles de l'os les plus éloignés du centre.— Aux endroits où plusieurs de ces angles doivent se réunir, il reste des espaces membraneux que l'on appelle *fontanelles* : elles persistent long-temps encore après la naissance, et si l'on applique la main au-dessus d'elles, on perçoit facilement les battements du cerveau.— Depuis le moment où le crâne a acquis toute sa capacité, dans l'âge adulte, jusqu'à la vieillesse, les os continuent à augmenter en épaisseur, singulier contraste avec les autres organes, qui se resserrent, se raccourcissent, se rapetissent par les progrès de la vie. Cet accroissement en épaisseur s'effectue par le dépôt d'une matière spongieuse entre les deux lames de l'os, mais les proportions se conservent toujours, la lame interne se moule sur le cerveau, dont l'externe indique ainsi les différentes saillies.

— Voyez comme la nature fut intelligente et prévoyante pour protéger le cerveau! Dès la naissance, la base du crâne est ossifiée, parce que c'est elle qui garantit les organes les plus importants à l'existence, comme le prouve la promptitude avec laquelle leurs maladies déterminent la mort. Les autres parties sont élastiques et séparées par des intervalles membraneux qui leur permettent de se mouvoir, de s'affaisser, de se rapprocher, dispositions qui favorisent si merveilleusement le mécanisme de l'accouchement.—Lorsque les sutures sont formées, les os sont enclavés l'un avec l'autre; chaque partie devient solidaire du tout, et le tout présente une admirable conformation pour résister aux chocs extérieurs: c'est le système des voûtes appliqué à l'édifice humain par l'éternel architecte.

Outre cette enveloppe osseuse, le cerveau est encore protégé par des membranes, au nombre de trois : on les désigne sous le nom générique de *méninges*. (*) —

M. LE COMTE DE B. — Assez d'anatomie, docteur... M. L. C. baille, et je tiens trop à son *attention*, à son *jugement*, pour permettre qu'il s'endorme... Quoique la nuit avance, je serais bien aise de ne pas nous séparer encore, avant d'avoir éclairci quelque point embrouillé dans mon esprit, quoique nous l'ayons déjà abordé. —

LE DOCTEUR. — Ne doutez jamais de l'empressement que je mettrai à vous être agréable. —

M. DE B. — Je conçois parfaitement comment

(*) La plus épaisse de ces membranes, la *dure-mère*, est de nature fibreuse ; elle tapisse toute la cavité du crâne et du canal vertébral ; au-dessous, l'*arachnoïde*, polie et humectée de sérosité, pour faciliter les mouvements de l'encéphale ; puis la *pie-mère*, qui n'est qu'un lacis de petits vaisseaux pénétrant dans le cerveau.

se forment dans le cerveau les *perceptions* simples : ainsi, je vois une fleur, et si j'ai l'organe de l'idéalité quelque peu développé, j'aperçois sur le champ toutes les nuances de sa beauté. Voilà l'effet d'une stimulation portée par l'action des nerfs optiques sur l'organe de l'idéalité.... mais comment peuvent naître en moi des idées abstraites, l'idée de Dieu, par exemple, le sentiment du juste, de l'injuste, du bien et du mal... N'est-ce pas par une espèce d'intuition intérieure, de concentration de toutes nos facultés?—

LE DOCTEUR.— Il sera facile de dissiper vos embarras.... suivez. Votre œil aperçoit les objets qui vous entourent; l'*idéalité* vous en montre les beautés; la *comparaison* vous dit que le monde a été créé, car il n'y a point d'édifice sans architecte; la *causalité* vous en fait rechercher l'origine; la *vénération* s'éveille; elle vous pénètre d'admiration pour la puissance qui a créé ces merveilles, d'amour, pour la suprême intelligence qui régit toutes ces harmonies soumises à des lois géométriques, de reconnaissance, pour la part de bonheur qui vous est échue... Voilà l'idée de Dieu ! Cette perception résulte du concours de plusieurs facultés.—Ainsi peuvent encore s'analyser le sentiment du bien et du mal, et même toutes les idées abstraites dont les métaphysiciens voudraient se reserver l'explication, prétextant l'insuffisance de la Phrénologie.—

M. DE B. —Mais cette perception ne saurait vous conduire à la connaissance de Dieu. Cet architecte dont vous admirez la puissance et l'intelligence, est-ce un être? est-ce le mouvement? est-ce la matière? Qui est-ce? où est-il? est-il en dehors, est-il en dedans de l'univers? est-il partout? est-il infini?... Comment le connaîtrez-vous? En le comparant à vous-même?... Mais qui êtes-vous pour tant d'orgueil?—

LE DOCTEUR.— Il existe une cause intelligente qui pénètre les métaux, organise les plantes, donne aux animaux la sensibilité, gouverne la matière, dirige les ressorts de cette immense machine de l'univers... Cette cause, c'est Dieu!..

Ce sentiment règne par toute la terre, au sein des peuplades de la brûlante Afrique, aussi bien que dans l'académie des sciences, du pôle Austral au pôle Boréal. Mais quel est-il ?... Je ne vous le dirai pas... Dieu a mis entre nous et lui l'éternité des temps, l'immensité des espaces. Tous les efforts que nous faisons pour pénétrer son essence témoignent de notre faiblesse et de sa grandeur... Il ne nous est pas donné d'en savoir davantage. Contentons-nous de ce que l'église nous révèle, de ce que l'induction et l'expérience nous enseignent; renfermons-nous dans l'étude de l'organisme, si nous ne voulons retomber dans la fausse voie des abstractions philosophiques, vastes espaces où l'imagination vogue sans boussole; doctrines hypothétiques où chacun défigure, à son gré, l'ame, la divinité, la vie.—

M. D.—De sorte que la Phrénologie, aussi bien que tous les autres systèmes, nous renvoie à la révélation. Je tiens à constater son impuissance.—

LE DOCTEUR.— Elle l'avoue, elle la proclame.

Les *causes premières*, avons-nous déjà dit, sont du domaine de la foi.—Et la philosophie, qui pose toutes ces questions, les a-t-elle jamais résolues?..... Une seulement?... Nous instruit-elle mieux de Dieu?.. Est-elle capable d'un élan où la Phrénologie ne puisse la suivre?...

M.me DE G.— Nous voilà, docteur, bien éloignés de notre point de départ, et je crois qu'il sera bon d'y ramener la conversation.—

M. DE B.— Permettez-moi de vous congédier ce soir, mes amis... Minuit passé!... Que va dire Mme L. C.?—

PLANCHE N°4.

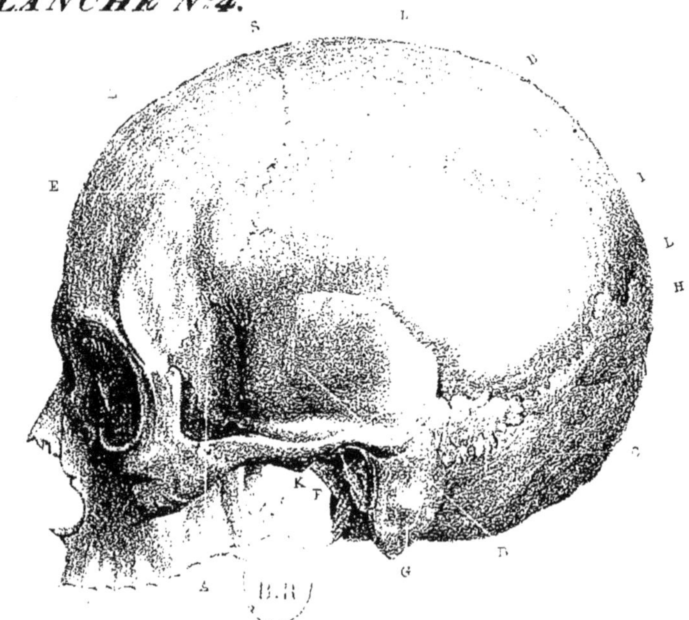

EXPLICATION

DE LA PLANCHE N.° 4.

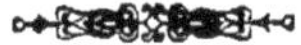

Elle représente un crâne d'Européen.

A, grande aile du spénoïde; B, temporal; C, occipital; D, pariétal; E, frontal; F, conduit auditif externe; G, apophyse mastoïde; H, suture lambdoïde, résultant de l'union de l'occipital et des pariétaux: I, union des pariétaux et du temporal; J, union des pariétaux et du frontal; K, apophyse zygomatique; L, L, L, suture sagittale, union de pariétaux entr'eux, et des deux portions du frontal.

SIXIÈME ENTRETIEN.

Notre société devenait un *cénacle* où la science avait remplacé les discussions vagues et futiles, les conversations oiseuses qui *mangent* habituellement le temps des soirées d'hiver.— On s'animait mutuellement à ces entretiens où chacun, mû par le désir de s'instruire, apportait son contingent de connaissances; où les idées enfantaient les idées; où la science se communiquait sans que l'on eût à subir le soporifique discours de quelque académicien et des lectures inabordables pour la plupart des gens du monde, parce qu'elles sont hérissées de mots thechniques et d'arguments spécieux. Aussi nos réunions étaient-elles toujours au complet. Pour la première fois, le 15 janvier, M. L. C. manqua.— Ce fut un jour de trève, car nous n'eussions pas voulu continuer nos discussions en l'absence de notre fervent ami.— Il fut le premier arrivé le lendemain, et dès que nous fûmes assis, il s'exclama :

— Le docteur a oublié jusqu'ici une chose fort importante... et je l'attendais là... Il n'a pas distingué la *force* de l'*énergie*.... C'est cependant *capital*....... On peut être assez fort sans avoir beaucoup de vigueur. Les petits chevaux ne traînent pas une lourde voiture, et cependant ils ont en général beaucoup de *feu*. —

— Je ne me rappelle pas, en effet, avoir établi dogmatiquement cette distinction; mais je crois que de nos conversations aurait pu découler cette conclusion : L'énergie appartient au tempérament, au climat, aux habitudes ; la force au volume.—

— Toujours le volume... Aussi, depuis que Gall a rêvé son système, les portraits de nos grands hommes sont-ils de vraies caricatures.... Sur un petit corps, on installe une tête extraordinaire, énorme, *de par la Phrénologie*, sans doute.... On nous plaque des fronts capables de supporter toutes les couronnes de la terre et de contenir toutes les sottises de l'humanité... C'est fort laid... —

— Mais la Phrénologie n'est pas coupable de ces extravagances.—Elle réclame, au contraire, l'harmonie des proportions.— Sur le petit corps de Thiers, n'allez pas greffer la tête de Cuvier. Les grands hommes ne sont pas tous des Adomis, mais chez eux tout est proportionnel, tout s'harmonise. La beauté même consiste moins dans la régularité des traits que dans l'expression de la physionomie, et aucun des grands hommes n'a manqué de cette expression. — Nous savons déjà qu'il est des limites au-dessous et au-delà desquelles le crâne de l'homme ne saurait exister sans anomalie; il pèche par excès aussi bien que par défaut (*) de développement, et ces deux états contraires peuvent produire les mêmes effets : l'*imbécillité*, l'*idiotie*, les *convulsions*. C'est donc à tort que les peintres et les statuaires exagèrent d'une manière aussi ridicule les dimensions de la tête.—

— Il est positif néanmoins, dit Mme de G., qu'un beau crâne, comme celui du Jupiter tonnant, commande le respect. On dirait que de ce front marqué de quelque auréole rayonne un fluide qui témoigne de la suprématie. Tel est l'effet qu'ont toujours produit sur moi ces colosses d'intelligence dont le tronc semblait supporter avec peine la vaste tête. Je ressentis pour la

(*) Il est à noter que lorsque le cerveau pèche par défaut, ce sont toujours les parties antérieures qui manquent : les régions des instincts prédominent.— Il faut que le but de la nature soit atteint : la conservation de l'*individu*, celle de l'espèce. L'idiot peut se nourrir et procréer, comme les autres animaux.

première fois cette impression, en voyant Dupuytren que je ne connaissais pas: elle s'est plusieurs fois reproduite depuis.—

— Mais il y a des maladies *(c'est M. L. C. qui parle.)* qui peuvent grossir la tête, l'hydrocéphale, par exemple.—

— Oui, mais c'est à la médecine à reconnaître ces cas, chose peu difficile.—Il n'en doit pas moins être bien établi pour nous qu'une grosse tête a plus de facultés qu'une petite, et que le cerveau d'un habitant bilieux et nerveux du Midi a plus d'énergie que celui d'un glacial habitant du Nord, toutes conditions égales, d'ailleurs, l'état normal admis... Ainsi le Phrénologiste voit d'abord les organes, puis il note l'activité, l'énergie, la surexcitation dont ils sont susceptibles. Voilà ce qu'il ne faut pas oublier dans l'étude de nos facultés.—

— Avons-nous bien fixé la valeur phrénologique de ce mot qui se répète à chaque instant, *facultés*?—

— Il désigne l'aptitude qu'ont nos organes à exécuter les fonctions qui leur sont dévolues par la nature.

Des *facultés*, les unes sont *fondamentales*, les autres *secondaires*.

Fondamentales :

1° *Elles se manifestent dès l'enfance, si l'occasion s'en présente* : il n'est pas difficile pour un observateur de deviner l'homme dans l'enfant. Vous savez l'histoire d'Achille. Plus d'un général a commencé par commander une armée de gamins; plus d'un cardinal par bâtir de petites chapelles! Les parents ne sauraient trop veiller à ces premières manifestations des facultés. Ils reconnaîtront, s'ils sont doués de quelque discernement, les dispositions qu'il faut combattre, celles qu'il faut fortifier. L'avenir de l'homme en dépend.

2° *Elles prédominent sur toutes les autres, elles forment le point saillant du caractère* : tel est mathématicien, tel poète, tel orgueilleux, tel débauché, etc. Une seule de ces épithètes suffit pour peindre un homme. Personne ne s'y trompe. Le plus souvent, c'est le vulgaire qui impose ces qualifications... Malgré son éloquence, on ne dit pas de Lamartine qu'il est un orateur; on dit le poète Lamartine.—

3° *Elles s'exercent en dépit des obstacles*: ni la volonté des familles, ni les exigences sociales, ni les préjugés qui gouvernent les hommes beaucoup plus impérieusement que la raison, ne peuvent détourner de leur but ceux qui portent en relief quelques organes importants. Ils sont les esclaves de leurs facultés. Le *libre arbitre* ne semble pas exister pour eux; en vain lutteraient-ils contre la puissance qui les agite: c'est le *démon* de la Pythonnisse. Quel pouvoir aurait pu détourner de la musique Mozart qui, dès l'âge de trois ans, cherchait des tierces sur le clavecin, et composait, au milieu de ses joyeux amis, à quinze ans, des morceaux entiers avec une rapidité prodigieuse et sans une rature? Quel poète (*) répondait malgré lui par des vers à son père qui, voulant faire de son fils un orateur, lui avait défendu la poésie? Il ne pouvait, disait-il, parler d'autre langage, et c'est par des vers d'un charme exquis qu'il promettait de ne plus versifier. Du reste, ces exemples abondent : c'est l'histoire de tous les grands hommes. Héritier de l'illustre maison des comtes de Canosse, Michel-Ange trompe toutes les espérances de sa famille pour se livrer aux arts, et se plaît à répéter qu'il a sucé l'amour de la sculpture avec le lait de sa nourrice, femme d'un sculpteur. (**) Mo-

(*) Ovide.

(**) Remarque importante en faveur de ceux qui croient que notre nourrice est notre premier précepteur, et que les impressions de l'enfance se conservent, fait que la Phrénologie n'a point à rejeter.— Admettons pour un instant que Michel-Ange fût né avec des organes quelque peu développés par les arts, la *stimulation* continuelle qu'ils ont reçue de tout ce qui les entourait, devait y déterminer un *afflux* de principes nutritifs, une activité, une énergie extraordinaires, et il n'est plus étonnant qu'ils aient promptement prédominé. — Ainsi peuvent s'expliquer l'influence et la durée de nos premières impressions.

lière devait être tapissier; Boileau céda peut-être plus à son penchant pour la poésie qu'à son dégoût pour la chicane, lorsqu'il échappa à sa famille, qui voulait lui imposer la robe d'avocat. —Que d'obstacles n'eut pas à vaincre Gretry, pauvre, sans protecteurs, sans amis, avec des jaloux? et mille autres! —

4° *Elles se dévoilent aa milieu de nos occupations habituelles*: combien de grands exemples ne pourrait-on pas citer à l'appui de cette proposition! Un roi se fait mécanicien; un artisan s'occupe de questions abstraites; le poète-boulanger, de Nimes, Reboul, improvise des vers admirables au milieu de ses sacs de farine.—

5° *Elles inspirent nos jugements, nos discours, notre style*: il est impossible de ne pas se démasquer dans les rapports intimes de la vie.—

6° *Elles s'accompagnent de mouvements spéciaux qui n'appartiennent qu'à elles, et qui constituent, à proprement dire, la mimique* (*)— Ces

(*) La *mimique* désigne les mouvements naturels; la *pantomime*, les mouvements étudiés, ceux de l'acteur qui veut imiter la nature.

mouvements sont si invariablement constants, que l'on peut reconnaître le caractère d'un individu à la manière dont il porte la tête: l'homme modeste, réfléchi, bienveillant, incline le front, où trônent les plus nobles facultés; l'orgueilleux dresse la tête et la porte de côté et d'autre, parce que l'orgueil a son siége sur la partie supérieure du crâne et sur la ligne médiane; le débauché la renverse en arrière, parce que l'*érotisme* se rapporte au cervelet, etc. On dirait vraiment que la tête repose sur un pivot et obéit à l'action de certaines puissances qui la tirent tantôt dans un sens, tantôt dans un autre, suivant les forces qui prédominent. — Il existe cependant quelques modifications qui s'expliquent par la différence de sensibilité, la complication de nos sentiments, le changement de latitude. Il serait inutile d'insister sur ces modifications, que tout le monde peut sentir. —

7° *Elles varient dans les sexes.* C'est par la vigueur et l'audace que l'homme agit sur la nature: il domine par l'intelligence. Voyez son front! La grâce et l'adresse sont les attributs de la femme: elle se distingue par les sentiments moraux. Voyez les parties latérales et postérieures de la tête! Et lorsque son front est développé, elle joint la vigueur intellectuelle à la gracieuseté de son sexe; elle règne sur l'homme, et par lui sur le monde: tels sont ces fronts *à la Joconde* (*) que l'intelligence semble avoir elle-même *soufflés*. Ces différences originelles résultent de l'organisation et se manifestent dans tous les actes de la vie: à la petite fille, des poupées à caresser; au petit garçon, des chevaux, des armes, fussent-ils de carton et de bois.— A l'époque de la puberté, l'amour fait naître chez l'homme, l'audace; chez la femme, la pudeur, le plus saint et le plus puissant aiguillon de l'amour. (**) Ici les goûts sédentaires, l'amour

(*) Cette conformation est beaucoup plus fréquente chez la femme que chez nous.

(**) L'amour, comme l'a créé notre société vicieuse, n'est qu'une honteuse dégénérescence de l'amour moins fantastique, mais plus heureux, dont la nature a mis le germe dans nos cœurs.

des enfants : voyez ces *bosses* ! Celle qui n'aime pas les enfants est une *monstruosité* dans la nature. (*) Là, le goût des voyages, de la science, de l'industrie; l'amour des obstacles, de la lutte, de l'éclat, de la gloire !

8° *Elles ne se développent pas simultanément.* A cette proposition se rattachent toutes les modifications qu'impriment les âges à nos facultés. — Les sensations de l'enfant sont tumultueuses et mobiles. Aussi vives, mais plus fermes chez l'adolescent, elles s'accompagnent d'un sentiment de bien-être et de confiance ; dans l'adulte, elles sont fortes et durables. Vers quarante ans, la sagesse succède à l'exaltation, la circonspection à l'audace. La vieillesse amène la mélan-

(*) Ce sentiment est si prononcé que la femme ne l'exerce pas seulement sur les siens : elle confond les autres dans son cœur. — Voyez une jeune fille avec ces petits êtres : ce sont ses *poupées vivantes*. — Les femmes qui furent stériles éprouvent quelquefois pour des fils adoptifs, pour les *fils de leur cœur* une véritable tendresse maternelle avec son exaltation, son dévouement, son aveuglement, ses faiblesses indulgentes et quelquefois même coupables.

colie, l'égoïsme, la peur, la difficulté des opérations intellectuelles et la même mobilité des impressions que dans l'enfance.

9° *Elles sont isolément soumises à des alternatives de repos et d'activité.*—

— Le repos est une des conditions du travail, mais toutes nos facultés ne s'exercent pas et ne se reposent pas en même temps. Ainsi l'on ne saurait faire simultanément de *calcul* et de la *poésie*.— Fatigués par de longues sensations, les organes deviennent impropres à en recevoir de nouvelles; ils ont besoin de réparer alternativement leurs forces épuisées: c'est un sommeil partiel. Après la *causalité*, on peut exercer la *constructivité*, etc.— Et le sommeil général lui-même n'est que l'ensemble des sommeils partiels: il s'opère lorsque le cerveau, lassé par de nombreuses impressions, a besoin de retremper dans le repos son énergie; mais il n'est presque jamais complet. Tous les organes n'ont point suspendu leur action; quelques-uns veillent encore: quelque portion de l'encéphale échappe à l'engourdissement des autres parties ; et cette portion qui veille est celle qui reçoit d'habitude le plus d'excitations. Ainsi s'expliquent les *rêves*, le *somnambulisme*. L'amant rêve de sa maîtresse, le médecin rêve de maladies, le mathématicien de problèmes, le poète versifie, etc.— Il existe mille variétés dans le sommeil : dort-on jamais plusieurs nuits de la même manière? Non, certainement ; et cette différence dépend de ce que différentes portions du cerveau restent alternativement *actives*.

10° *Elles sont héréditaires ; elles conservent le cachet ineffaçable des familles au milieu des circonstances les plus diverses.* — De là découlent des préceptes aussi importants pour la politique que pour l'hygiène. Nous recevons avec la vie les qualités et les défauts de nos parents comme nous recevons leur organisation et leurs maladies. Aussi les vices moraux et physiques se perpétuent-ils dans les familles et les peuplades, comme se perpétue la ressemblance. Ne reconnaîtrait-on pas partout et toujours un Bourbon?

www.ingramcontent.com/pod-product-compliance
Ingram Content Group UK Ltd.
Pitfield, Milton Keynes, MK11 3LW, UK
UKHW020141200726
13856UKWH00003B/786